连小兰

甲状腺

养护饮食

连小兰 ◎ 编著 ｜ 北京协和医院内分泌科主任医师
中华医学会北京分会内分泌专业委员会副主委

升级版

中国轻工业出版社

图书在版编目（CIP）数据

连小兰甲状腺养护饮食：升级版 / 连小兰编著 .
—北京：中国轻工业出版社，2025.1
　　ISBN 978-7-5184-2110-7

　　Ⅰ.①连…　Ⅱ.①连…　Ⅲ.①甲状腺疾病－食物疗法
Ⅳ.①R247.1

中国版本图书馆 CIP 数据核字（2018）第 216617 号

责任编辑：付　佳

策划编辑：付　佳　　　责任终审：张乃柬　　　封面设计：杨　丹
版式设计：悦然文化　　责任校对：李　靖　　　责任监印：张京华

出版发行：中国轻工业出版社（北京鲁谷东街 5 号，邮编：100040）
印　　刷：艺堂印刷（天津）有限公司
经　　销：各地新华书店
版　　次：2025 年 1 月第 1 版第 8 次印刷
开　　本：720×1000　1/16　印张：14
字　　数：250 千字
书　　号：ISBN 978-7-5184-2110-7　定价：48.00 元
邮购电话：010-85119873
发行电话：010-85119832　010-85119912
网　　址：http://www.chlip.com.cn
Email：club@chlip.com.cn

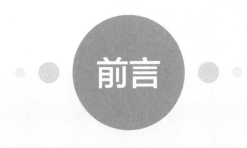

前言

　　目前甲状腺疾病的发病率非常高，我国近 14 亿人口中约有 20% 的人患有不同程度的甲状腺疾病。甲状腺疾病多发于 20~40 岁青年和中年，女性患病率是男性的 4~6 倍。但是，甲状腺相关疾病的知晓率非常低，整体规范治疗率不足 5%，很多人可能已经患上甲状腺疾病却不自知而贻误病情，也因为不了解甲状腺疾病，将甲状腺临床症状误认为肠胃炎、水肿等而久治不愈。因此，应让大众了解甲状腺疾病的常识，知道如何防治甲状腺疾病，争取做到早发现、早治疗。

　　饮食是健康的基础，没病别吃出病，患病也可以通过饮食调理帮助恢复，所以帮助读者弄明白怎么吃更有利于健康、怎么吃不利于疾病康复是本书的立足点。本书通过告诉读者如何优选食物、哪些食物要少吃或不吃，以预防甲状腺疾病；同时又针对常见甲状腺疾患人群，如甲状腺功能亢进、甲状腺功能减退、甲状腺炎、甲状腺肿等，给予饮食调养、生活调养、具体用药指导，来辅助治疗疾病、改善不适症状。但是，千万不要对照书本找疾病，硬给自己扣上"患病"的帽子，徒增不必要的心理负担。

　　希望各位读者通过阅读本书，学会从饮食、生活、用药等方面防治各种甲状腺疾病，和家人享受健康、温馨、幸福的每一天！

CONTENTS 目录

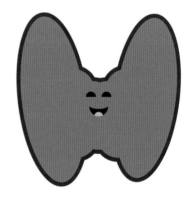

Part 2 预防甲状腺疾病，要吃对营养，保持碘摄入适量

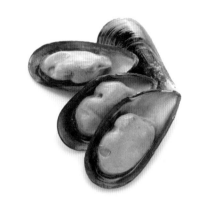

Part 3 适量补充利于甲状腺的营养素，加固身体防线

Part 4 防治甲状腺结节，降低甲状腺癌的风险，甲状腺结节调养

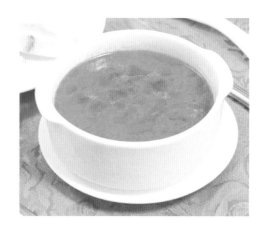
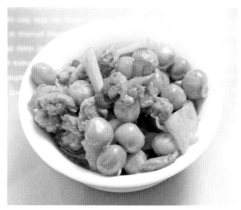

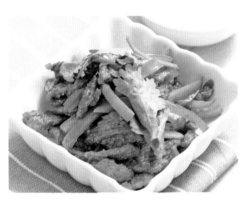

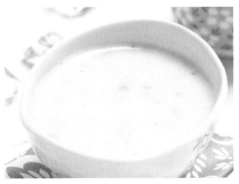

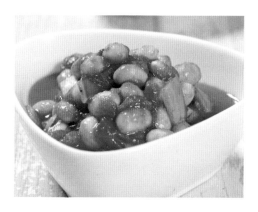

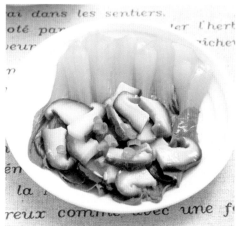

Part 7 甲状腺看不到摸不着最好，甲状腺肿的调养

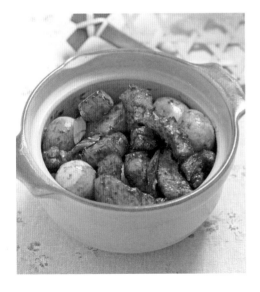

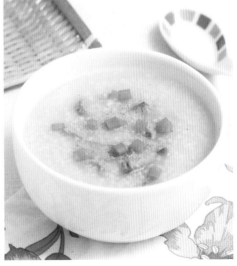

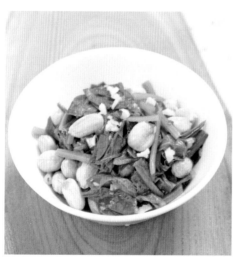

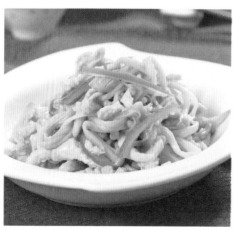

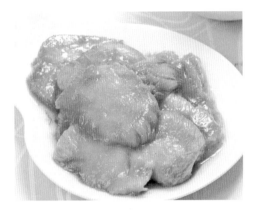

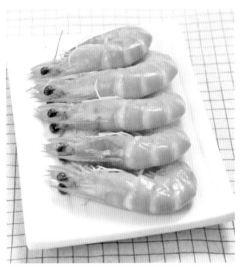

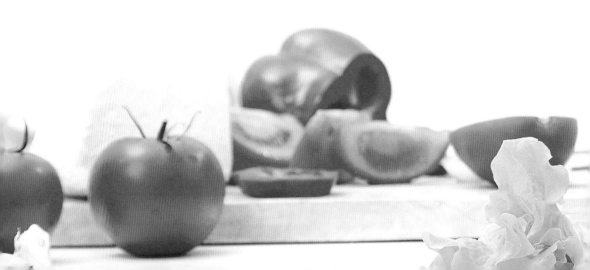

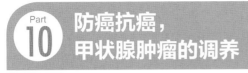

Part 10 防癌抗癌，甲状腺肿瘤的调养

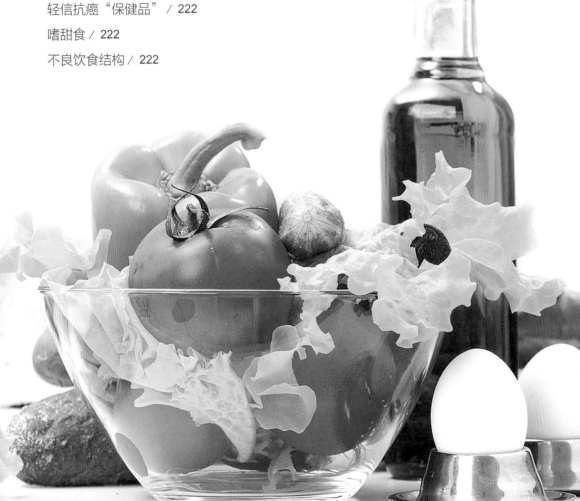

辨别甲状腺疾病的蛛丝马迹，别错过黄金诊疗期

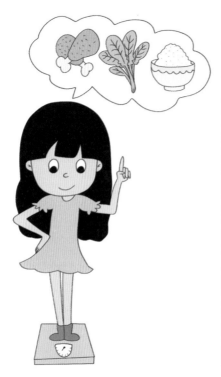

王女士，32 岁

王女士最近一段时间感觉自己饭量增加很多，但是又很容易饿，体重也下降了，而且浑身没劲儿，经常口渴爱喝水，血糖也升高了。因为家里有糖尿病患者，她了解"多食善饥，口渴多饮，倦怠乏力，消瘦，血糖升高"是糖尿病的典型症状，觉得自己得了糖尿病，就去医院确诊，想让医生给开降糖药。医生却让她检查甲状腺功能，最后确诊为甲状腺功能亢进（简称甲亢），而不是她以为的糖尿病。

确诊 甲状腺功能亢进

甲亢患者的症状有时很像糖尿病，也会表现为口渴和多食，消瘦又乏力，甚至血糖也会升高，如果没有出现明显的甲状腺肿大，很容易误判为糖尿病。如果患了甲亢，出现胰岛素抵抗增加、降解加速，控制血糖能力下降，使血糖升高，则会诱发或者加重糖尿病。

曲女士，28 岁

曲女士发现自己的双腿有点肿，休息几天也没有缓解。听同事说，肾病、心脏病都可能引起下肢水肿，有点担心，就去医院肾病科检查，肾没有毛病；又去检查心脏，也没有问题。后来医生建议去内分泌科查甲状腺，经检查原来是甲状腺功能减退（简称甲减）。

确诊　甲状腺功能减退

甲减患者常常有浮肿，这是由于体液的新陈代谢出了问题。引起水肿的病症很多，如肾病、心脏病、肝病、血管病、营养不良及甲状腺疾病等，而甲状腺疾病引起的水肿最隐匿，最不容易被发现，很难第一时间就确诊。

蔡女士，36 岁

蔡女士的一个同事最近被查出患了甲状腺癌，又听说甲状腺癌发病率其实也挺高的。碰巧她最近也总感觉脖子上似乎有个肿块，随着吞咽上下移动，上网一查好像是甲状腺癌的前兆，吓得赶紧去医院检查。经医生确诊只是普通的甲状腺结节，虚惊一场。

确诊　甲状腺结节

很多人摸到结节都害怕是肿瘤，一提到肿瘤就想到是癌症。实际上，85%~95% 的甲状腺结节都是良性的，既不需要用药也不用手术。甲状腺结节可能常年都没有不适感，只是在体检或检查其他疾病时偶然被发现，所以建议每年定期体检的时候检查是否有甲状腺结节，有助于发现或排除甲状腺癌。

李先生，40 岁

　　李先生最近颈部有点不舒服，用手按按感觉有点疼，他以为是感冒的征兆——嗓子发炎了。自己吃了点消炎药，但是并没有缓解，反而疼痛加重，下颌、耳后都连带着疼，去医院检查，确诊为亚急性甲状腺炎（简称亚甲炎）。

确诊　亚急性甲状腺炎

　　亚急性甲状腺炎常以颈部疼痛或发热为最初症状。发热时一般会伴有乏力、头疼、肌肉酸痛等，常被误以为是普通的感冒发热。

袁先生，45 岁

　　袁先生最近总是闹肚子，而且每天都要泻四五次，他觉得是消化不好，可能是肠胃炎，就自行吃了点药。可是一个多月也没好转，人也消瘦不少，然后去医院挂了消化科，但是医生建议他去内分泌科看看甲状腺，结果最后确诊为甲亢。

确诊　甲状腺功能亢进

　　甲状腺激素有促进新陈代谢的作用，又能直接作用于胃肠道，使其蠕动增快，所以甲亢患者会表现出大便次数增多、大便溏稀。许多患者认为是消化道的问题，如肠胃炎。

　　与腹泻相反的一种表现是便秘，特别是中老年人，认为年纪大了，肠胃功能减弱，出现便秘很正常。但是，如果甲状腺激素作用不足，肠胃无力、蠕动缓慢，也会发生便秘。因此，建议习惯性便秘的人检查甲功三项，以免漏诊甲减。

Part

1

小腺体大作用，
不能被忽视的
甲状腺

甲状腺是人体内最大的内分泌腺

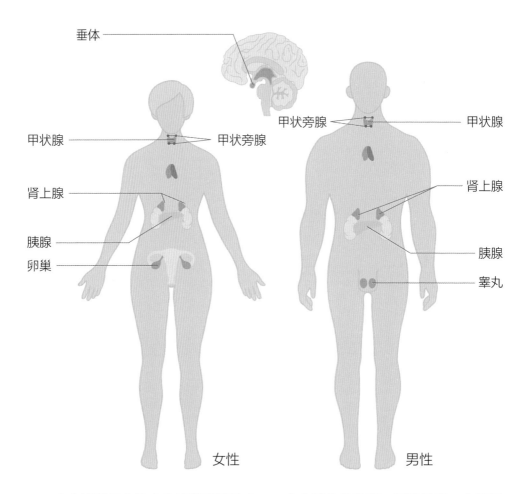

垂体

甲状腺   甲状旁腺   甲状旁腺   甲状腺

肾上腺   肾上腺

胰腺   胰腺

卵巢   睾丸

女性   男性

　　内分泌腺是人体中分泌激素的地方，一个人的生长发育、新陈代谢、血液循环、消化吸收、血糖水平、学习、记忆，以及男性精子的生成，女性月经、孕产、哺乳等，都离不开激素的作用。

　　垂体、甲状腺、甲状旁腺、肾上腺、胰腺、卵巢、睾丸这些都是内分泌腺，其中甲状腺是最大的内分泌腺。

甲状腺是身体里一只美丽的蝴蝶

甲状腺是一个与人的智慧、健康、性格密切相关的内分泌腺，它呈 H 形，像一只张开翅膀的蝴蝶附着在气管前，会随着吞咽动作上下活动。正常的甲状腺像嘴唇一样柔软，基本触摸不到。

甲状腺由左、右两个侧叶和中间峡部三部分构成，每一个侧叶长 2.5~4 厘米，宽 1.5~2 厘米，厚 1~1.5 厘米，而峡部位于 2~4 气管环前。成人甲状腺重 15~20 克。

每个人甲状腺的大小约等于自己大拇指第一指节，可以根据这个标准对不同年龄、性别的人大致估计甲状腺是否增大，一般女性比男性略大，老年人会有轻微的缩小，但是处于经期或孕期女性的甲状腺也会稍微增大。如果想要更准确地判断甲状腺情况，需要通过 B 超检查。

4 个甲状旁腺

甲状腺也不是孤独存在的，它有 4 个甲状旁腺做邻居。甲状旁腺是内分泌腺体中最小的腺体，如果不仔细找，很难被发现。甲状腺有病时也会影响甲状旁腺的功能、状态，但是二者功能完全不同。甲状旁腺调节人体钙、磷代谢，主要作用是升高血钙，所以，甲状腺疾病在发展过程中如果殃及邻居甲状旁腺，就会造成复杂的钙、磷代谢异常和骨代谢病。因此要了解甲状腺疾病，早发现早治疗，避免简单病变复杂，小病酿大病。

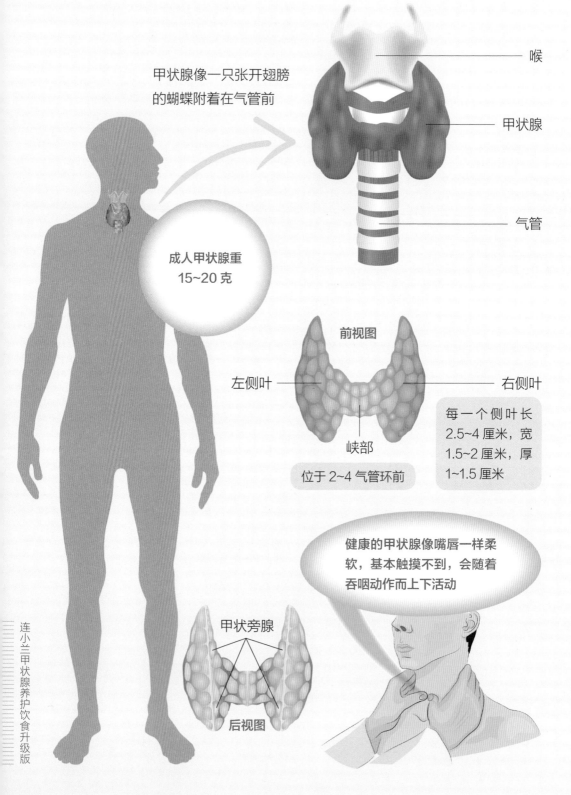

甲状腺像一只张开翅膀
的蝴蝶附着在气管前

喉

甲状腺

气管

成人甲状腺重
15~20 克

前视图

左侧叶

右侧叶

峡部

每一个侧叶长
2.5~4 厘米，宽
1.5~2 厘米，厚
1~1.5 厘米

位于 2~4 气管环前

健康的甲状腺像嘴唇一样柔
软，基本触摸不到，会随着
吞咽动作而上下活动

甲状旁腺

后视图

甲状腺是甲状腺激素的生产工厂

下丘脑－脑垂体－甲状腺轴调节甲状腺激素分泌

甲状腺是身体中合成、储存、分泌甲状腺激素的工厂，想要让这个工厂顺利生产，"原料""控制室""管理部"三者缺一不可，任何一个环节出了问题，甲状腺激素的生产都会受到影响，最终表现出各种甲状腺疾病。

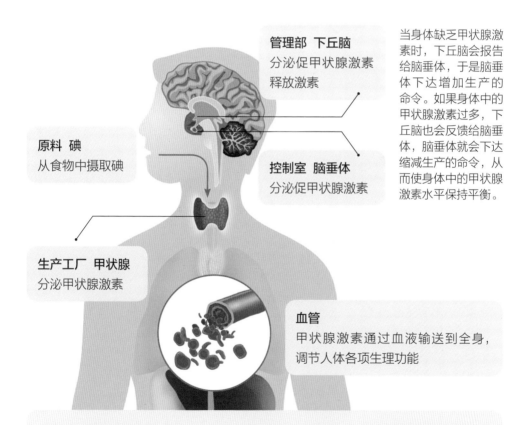

管理部 下丘脑
分泌促甲状腺激素
释放激素

原料 碘
从食物中摄取碘

控制室 脑垂体
分泌促甲状腺激素

生产工厂 甲状腺
分泌甲状腺激素

血管
甲状腺激素通过血液输送到全身，
调节人体各项生理功能

当身体缺乏甲状腺激素时，下丘脑会报告给脑垂体，于是脑垂体下达增加生产的命令。如果身体中的甲状腺激素过多，下丘脑也会反馈给脑垂体，脑垂体就会下达缩减生产的命令，从而使身体中的甲状腺激素水平保持平衡。

血液中的甲状腺激素过多时，促甲状腺激素的分泌会减少，抑制甲状腺激素的分泌
血液中的甲状腺激素不足时，促甲状腺激素的分泌会增多，促进甲状腺激素的分泌

甲状腺激素的分泌必须要刚刚好

甲状腺激素是人整个生命过程中不可或缺的一种激素，主要有两种形式，即三碘甲状腺原氨酸（简称 T_3），四碘甲状腺原氨酸（即甲状腺素，简称 T_4）。如果没有了甲状腺激素，人体就不能进行正常的新陈代谢，胎儿可能会夭折，出生了也可能出现呆小症；儿童会智力低下，无法长高；成年人出现早衰，甚至死亡。

但是人体需要的甲状腺激素也不是越多越好，必须要刚刚好。分泌过多，人体代谢超速运作，会表现为甲亢；分泌过少，人体各器官组织处于"饥饿状态"，工作起来懒洋洋，会表现为甲减。

甲状腺激素的原料——碘，主要来自食物

碘和甲状腺的关系十分密切，碘是合成甲状腺激素的原料，可以说甲状腺激素也是碘在人体内存在的一种形式。合成甲状腺激素的碘 80%~90% 来自食物，10%~20% 通过饮水获得。

人们从食物中获取的碘，先以无机碘的形式进入身体，随着食物的消化吸收变成制造甲状腺激素的主要原料，在甲状腺中被制造成甲状腺激素，然后以有机碘的形式发挥作用，经过新陈代谢后又变成无机碘，这时一部分会随着粪便排出体外，另一部分再返回甲状腺被重新利用去制造甲状腺激素。

因此，身体需要通过从食物中补充被代谢出去的碘来满足基本需求，否则就会发生碘缺乏。富含碘的食物主要是海产品，如海带、紫菜、贻贝等。其中海带含碘量最高，干海带能达到 36240 微克 /100 克，紫菜的含碘量也很高，达到 4323 微克 /100 克，其次是肉蛋，水果和蔬菜的含碘量相对较低。

甲状腺的蝴蝶效应，
牵一腺而动全身

对人体代谢的影响

人体通过食物将热量和所需营养摄入体内，甲状腺激素通过促进体内一系列的生物化学反应，进行重要的物质代谢，促进身体的生长发育和生命活动。如果甲状腺出了问题，影响到甲状腺激素的分泌，就会使全身多器官和组织的正常功能发生故障，出现生理病理表现。

对生长发育的影响

甲状腺激素可以促进生长激素的分泌，维持身体正常的生长发育。如果儿童时期不能分泌正常生理剂量的甲状腺激素，生长激素就不能正常发挥作用，很可能造成发育迟缓、智力下降。

对心血管系统的影响

甲状腺激素可以维持心脏的正常泵血功能和心率，对心肌还有直接的刺激作用，如果甲状腺激素分泌异常，就会引起甲状腺性心脏病。如甲状腺激素分泌过多引起的甲亢性心脏病，反之引发甲减性心脏病，这些都需要通过治疗甲状腺疾病而不是按照单纯性的心脏病来治疗。

对造血系统的影响

甲状腺激素会通过影响造血物质在小肠的吸收而影响造血功能。如果甲状腺激素分泌过多，会让代谢加速，身体消耗过多，导致营养不良而贫血；也可能由于免疫因素的参与，让红细胞、血小板、白细胞受破坏而引起贫血。相反，如果甲状腺激素缺乏，脊髓造血功能会受到抑制，影响造血。

对神经系统的影响

甲状腺激素主要维持中枢神经系统的兴奋性，如果缺乏则会出现精神淡漠、感觉迟钝、行动迟缓、早衰等，严重者会出现昏迷甚至死亡。如果甲状腺激素分泌过多，会让神经兴奋增加，注意力不集中、易躁易怒，甚至出现精神紊乱，易被误认为是精神病。

从胚胎起就要
谨防甲状腺疾病

甲状腺在胚胎形成的第 3 周就开始发育了，到了第 8 周已经具有固定的形态和位置，然后腺体内部的结构开始发育，第 10 周末开始出现甲状腺滤泡，在胚胎第 11~12 周滤泡内出现胶质，表现出具有摄取碘的功能，第 15 周时整个甲状腺的发育基本完成。

所以，如果孕早期（孕 1 月至孕 3 月）孕妇缺碘或患有甲状腺疾病，都可能对胎儿的甲状腺发育造成不可逆转的伤害，生出克汀病宝宝，也就是呆小症宝宝。

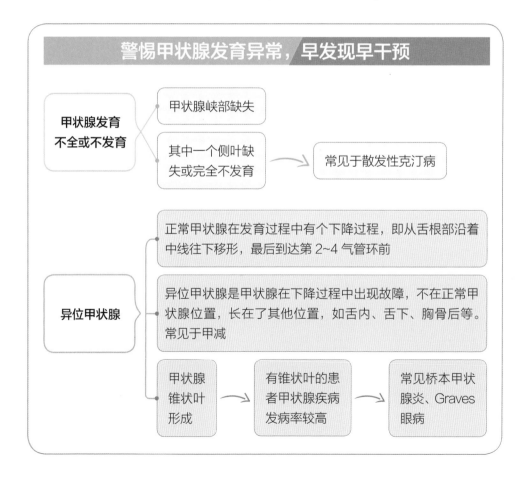

警惕甲状腺发育异常，早发现早干预

甲状腺发育不全或不发育
- 甲状腺峡部缺失
- 其中一个侧叶缺失或完全不发育 → 常见于散发性克汀病

异位甲状腺
- 正常甲状腺在发育过程中有个下降过程，即从舌根部沿着中线往下移形，最后到达第 2~4 气管环前
- 异位甲状腺是甲状腺在下降过程中出现故障，不在正常甲状腺位置，长在了其他位置，如舌内、舌下、胸骨后等。常见于甲减

甲状腺锥状叶形成 → 有锥状叶的患者甲状腺疾病发病率较高 → 常见桥本甲状腺炎、Graves 眼病

甲状腺疾病的高发人群

甲状腺疾病是比较常见和多发的疾病，只是相对于"三高"、冠心病等没有引起人们足够的重视，但是随着近年来发病率增加，也越来越被大家关注。什么样的人更容易患上甲状腺疾病呢？甲状腺疾病与遗传、性别、年龄、生活环境等都有密切的关系，一个人如果存在高发因素，就属于高发人群，平时要重点预防。

缺碘或富碘环境中生活的人群

身体中的碘含量是判断甲状腺疾病易感性的一个关键因素，碘含量超标或缺乏都会引起甲状腺疾病。碘广泛存在于岩石、土壤、空气和水中，环境和食物是人体摄取碘的最直接来源，所以生活在碘缺乏或富碘环境的人，都可能引发不同的甲状腺疾病。

土壤中的碘含量

水在一定程度上反映了土壤的含碘量，当饮用水中的含碘量小于 5 微克 / 升时属于低碘环境，所以生长在此的植物、动物含碘量相对较低。我国青海为碘缺乏区，特别是农业区。

空气中的碘含量

海洋上空碘含量最高，离海洋越远含量越低；海拔越高，碘含量越低。

如果生活环境中缺碘，又没有及时补碘，容易诱发地方性甲状腺肿、克汀病、甲减等甲状腺疾病；如果生活在富碘地区又经常吃富含碘的食物如海带、紫菜等，则容易诱发甲亢等。

血缘亲属中有甲状腺疾病患者的人群

甲状腺疾病与遗传也有很大的关系，特别是母亲、奶奶、姑姑、姨妈等患有甲状腺肿、甲亢、桥本甲状腺炎的，后代患有此类甲状腺疾病的概率比一般人大。

自身免疫缺陷的人群

自身免疫缺陷的人，常会同时患有甲状腺疾病和自身免疫性疾病，如患有风湿、类风湿性关节病、1 型糖尿病的患者患有甲状腺疾病的风险会增大。

不同阶段的女性

女性患有甲状腺疾病的概率高于男性，男女发病比例为 1：4~6，尤其是甲状腺肿、甲亢、甲减以女性高发。

中青年女性：多发甲亢、亚急性甲状腺炎

中年女性：多发结节性甲状腺肿、桥本甲状腺炎

中老年女性：多发桥本甲状腺炎、甲减

情绪不稳定的人

甲状腺疾病与个人情绪、性格有很大关系，性格急躁、情感丰富敏感、情绪不稳定的人，患甲亢的概率比较大，一般甲亢患者发病前都会有生气、精神压力大的经历。长期心情抑郁、小心眼儿的人也是甲状腺疾病的高发人群。

有某些药物服用史的人

常服用治疗慢性病药物的患者，容易诱发药源性甲状腺疾病。

有些人为了减肥经常吃减肥药，而有的减肥药含有甲状腺激素，长期服用容易诱发药源性甲亢。

长期使用碘酒、碘甘油等外用皮肤药，长期服用治疗心律不齐的乙胺碘呋酮类药物，长期服用含碘的止咳药、化痰药等，都可能因为进入人体内的碘过量，刺激甲状腺而诱发甲状腺疾病。

一眼看懂如何做甲状腺功能检查

　　甲状腺功能检查简称为"甲功"检查，是一种通过抽血进行的内分泌检查，分为"甲功三项"和"甲功五项"，那到底是做三项还是五项检查呢？

　　甲功三项指的是 TSH、FT_3、FT_4，甲功五项指的是 TSH、FT_3、FT_4、TT_3（有的是 T_3）、TT_4（有的是 T_4）。只是做甲状腺功能早期筛查、体检时，检

甲状腺功能检查包括

TSH：促甲状腺激素

FT_3：游离三碘甲状腺原氨酸

FT_4：游离甲状腺素

TT_3：血清总三碘甲状腺原氨酸

TT_4：血清总甲状腺素

查三项就足够了，因为甲功三项足以反映甲状腺功能的情况；但是对于已经存在甲状腺功能异常且在服药的患者，建议最好检查五项。

看看你需要抽血检查甲状腺吗

1. 普通人常规体检时
2. 备孕或怀孕早期
3. 出现甲亢或者甲减症状时
4. 甲状腺 B 超发现异常时
5. 初次发现甲状腺结节时
6. 服用含碘药物前后
7. 在治疗甲亢、甲减的过程中
8. 甲状腺切除手术后

甲状腺检查前的注意事项

1. 早睡早起，规律作息
2. 忌喝咖啡、浓茶
3. 忌吃海带、紫菜、海杂鱼等富含碘的食物
4. 抽血前避免剧烈运动，静坐，放松心情
5. 如果医生没有特别说明，不用停用正在服用的治疗甲状腺疾病的药物
6. 提前 1 周停用其他药物（停药会严重影响病情者除外）

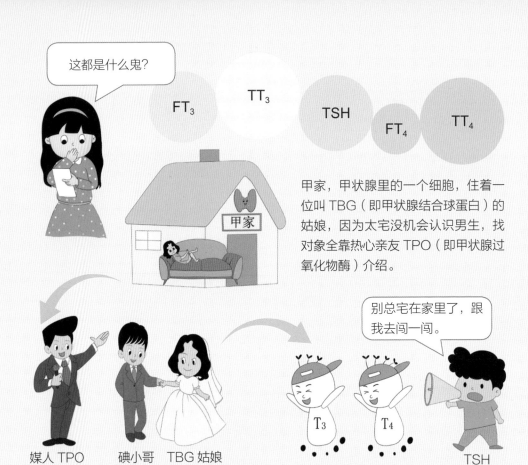

甲家，甲状腺里的一个细胞，住着一位叫 TBG（即甲状腺结合球蛋白）的姑娘，因为太宅没机会认识男生，找对象全靠热心亲友 TPO（即甲状腺过氧化物酶）介绍。

媒人 TPO　　碘小哥　TBG 姑娘

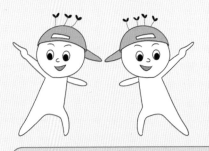

TPO 成功地把碘小哥介绍给 TBG 姑娘，二人喜结连理，不久有了 T_3、T_4，即甲状腺激素两兄弟。

TSH

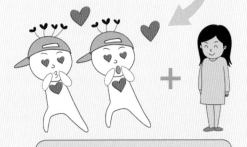

转眼 T_3、T_4 长大了，大表哥 TSH（即促甲状腺激素）打算带兄弟俩去干一番事业。

也有少数 T_3、T_4 仍是单身狗，变成 FT_3、FT_4（F 即 free，也就是游离 T_3、T_4），继续为甲家发挥作用，甲亢、甲减就跟它们有关。而 TT_3、TT_4 即包含了结合型 T_3、T_4 的血清总 T_3、T_4。

外面世界诱惑大，绝大多数 T_3、T_4 遇到了"蛋白女孩儿"后双双共浴爱河变成结合型 T_3、T_4，从此只顾儿女情长，对甲家贡献不大。

看甲状腺疾病别走错科室

甲状腺疾病的发病率非常高，我国有近 14 亿人口，甲状腺疾病的患者数量可达 3 亿左右，多发于 20~40 岁青年和中年，女性患病率是男性的 4~6 倍。但是甲状腺知晓率非常低，整体规范治疗率不足 5%，因此需要受到重视，做到早发现早治疗。如果想去做个甲状腺检查，要选择哪个科呢？

如果医院设立了专门的甲状腺专科，那就比较方便，可以目标明确地去就诊；如果没有单独设立，应挂内分泌科。甲状腺疾病种类很多，待明确诊断后，根据治疗需要再去相应诊室。

就诊前做足功课

1 仔细回顾从发病开始到就诊时的症状变化。

2 就诊时要清楚地说出哪里不舒服，之前是否有过类似症状，当时做了哪些检查，医生的诊断是什么，是否用药治疗，效果如何等，要实事求是地向医生阐述病情，不夸大、不隐瞒。

3 如果之前在别的医院就诊过，要携带在外院做的相关检查。

只要脖子粗，就是患了甲状腺疾病吗？

甲状腺肿大会让脖子变粗，但是脖子变粗还可能有以下原因：

1

脖子短的人发胖后
颈部脂肪堆积

2

颈部淋巴肿大
或其他颈部肿物

3

由于某种原因引起的气
管或者肺尖部漏气逸到
皮下，引起的皮下气肿

所以，首先要弄清楚脖子变粗是不是因为甲状腺肿大，可以按照下面方法自检：

用手摸着脖子前下方甲状软骨处的可疑肿物，做吞咽动作，如果手指感觉到肿物随之上下移动，说明甲状腺肿大了，因为甲状腺附着在甲状软骨上，吞咽时甲状软骨移动，甲状腺自然随之移动。不移动就是皮下其他肿物，比如淋巴结肿大、脂肪瘤等。初步自检后最好到医院做一个甲状腺 B 超以确诊。

Part

2

预防甲状腺疾病，要吃对营养，保持碘摄入适量

甲状腺是人体内最大的碘库

甲状腺有超级聚碘能力

甲状腺是碘代谢的主要场所，也是合成甲状腺激素的唯一腺体，对碘有摄取、聚集的能力。虽然唾液腺、乳腺、生殖腺、胃黏膜等器官组织也能聚集碘，但是甲状腺聚集碘的能力最强、含碘量最多，是人体最大的碘库。

碘是人体制造甲状腺激素的主要原料，甲状腺激素就像生命的发动机，如果原料不足，就会导致发动机的动力故障，生命健康就会受到威胁。制造甲状腺激素的碘摄入不足，会导致碘缺乏病如克汀病、甲状腺肿、甲减等，生育出无法逆转的智力低下、发育呆小的后代。但是，碘摄入过多同样危害健康，可能引发甲亢、甲状腺肿等多种甲状腺疾病。

人体的碘从哪里来

人体主要从食物和水中摄取碘，其中 80%~90% 来自食物，10%~20% 来自饮水。成人每天需要 60~100 微克的碘，考虑到烹调过程中丢失的碘，碘的供应量应该为摄入量的 2 倍，所以健康成人每天需要摄入碘 120~200 微克。

碘广泛存在于自然界的土壤和水中，植物从土壤和水中吸收碘，使碘初步聚集在植物中；动物主要以植物为食，又让碘进一步聚集在动物体中；人以动植物为食，从中获取碘。由此可见，动物性食物中含碘量通常高于植物性食物，其中蛋类食物含碘量又高于肉类。海水中含碘量较高，所以海产品的含碘量高于非海洋性食物。

科学食碘标准

不同人群的碘摄入量标准

人体对碘的安全需求量取决于身体对碘的生理需求，碘既可以用于治疗和诊断甲状腺疾病，也会因为碘的缺乏或过多诱发多种甲状腺疾病。所以，碘摄入量保持在适宜范围，才有利于甲状腺的正常工作。

因为地域、种族、身高、体重、性别等差异，人体对碘的生理需求量也是有差别的。因此，对于科学的食碘标准，我国的推荐摄入量和世界卫生组织推荐的摄入量也略有差别。

我国不同人群的碘推荐摄入量标准：

1~10 岁儿童　90　微克/天

11~13 岁儿童　110　微克/天

14~18 岁及成人　120　微克/天

孕期女性　230　微克/天

哺乳期女性　240　微克/天

数据来源《中国居民膳食营养素参考摄入量 2013》

尿碘是判断吃碘多少的最敏感指标

碘参与了甲状腺激素的合成，甲状腺激素发挥作用后又会释放出碘，所以正常情况下人体排出的碘可以看作是摄入的碘。每天摄入的碘 85% 随尿液排出，10% 随粪便排出，还有约 5% 随汗液排出。碘在人体中是处于一个动态平衡的状态，吃的碘多尿碘就多，吃的碘少尿碘就少，因此尿碘是判断吃碘多少最敏感的指标。

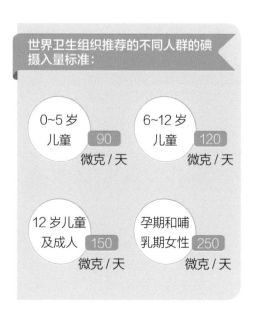

世界卫生组织推荐的不同人群的碘摄入量标准：

0~5 岁儿童　90　微克/天

6~12 岁儿童　120　微克/天

12 岁儿童及成人　150　微克/天

孕期和哺乳期女性　250　微克/天

33

成人每天摄入 120 微克碘，甲状腺才不易生病

我国推荐成人每天摄入 120 微克碘的健康标准，大部分都可以由碘盐，也就是市面上的普通盐提供。一般情况下，普通盐中含碘量是 2250 微克 /100 克，按照《中国居民膳食指南》的标准，食盐控制在 6 克以下，只要不是生活在碘缺乏或者富碘地区，基本能满足身体一天的碘需求。

还有一部分可以从其他食物中获得。所以，了解不同类型食物的含碘量可以很好地帮助我们规划一日三餐，平衡碘摄入量，预防甲状腺疾病。

鱼虾贝类（每 100 克含碘量）

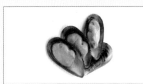
贻贝 346.0 微克

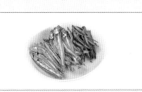
海杂鱼 295.9 微克

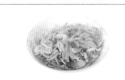
虾皮 264.5 微克

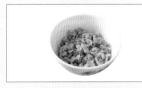
海米 82.5 微克

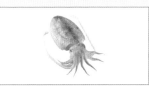
墨鱼 13.9 微克

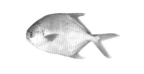
鲳鱼 7.7 微克

蛋奶类（每 100 克含碘量）

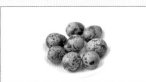
鹌鹑蛋 37.6 微克

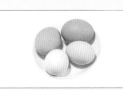
鸡蛋 27.2 微克

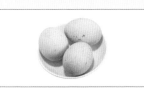
松花蛋 6.8 微克

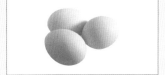
鸭蛋 5.0 微克

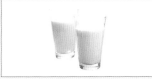
牛奶 1.9 微克

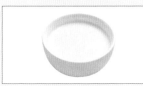
酸奶 0.9 微克

连小兰甲状腺养护饮食升级版

藻类（每 100 克含碘量）

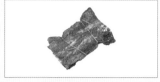

干海带 36240.0 微克

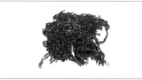

紫菜 4323.0 微克

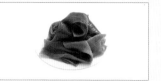

鲜海带 113.9 微克

禽畜肉类（每 100 克含碘量）

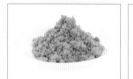

肉松 37.7 微克

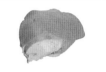

卤羊肝 19.1 微克

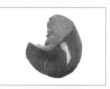

卤猪肝 16.4 微克

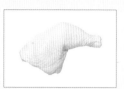

鸡肉 12.4 微克

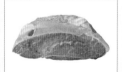

牛肉（瘦） 10.4 微克

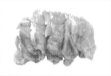

羊肉（瘦） 7.7 微克

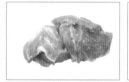

猪肉（瘦） 1.7 微克

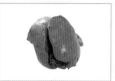

鸡肝 1.3 微克

坚果类（每 100 克含碘量）

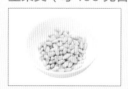

松子仁 12.3 微克

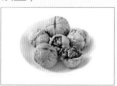

核桃 10.4 微克

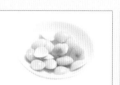

生杏仁 8.4 微克

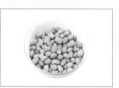

花生米 2.7 微克

谷薯及豆类（每 100 克含碘量）

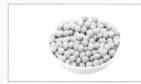

黄豆 9.7 微克

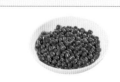

红豆 7.8 微克

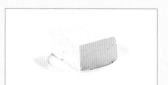

豆腐 7.7 微克

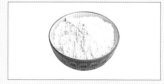

面粉 2.9 微克

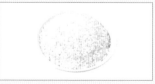

大米 2.3 微克

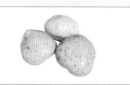

土豆 1.2 微克

蔬菜类（每100克含碘量）

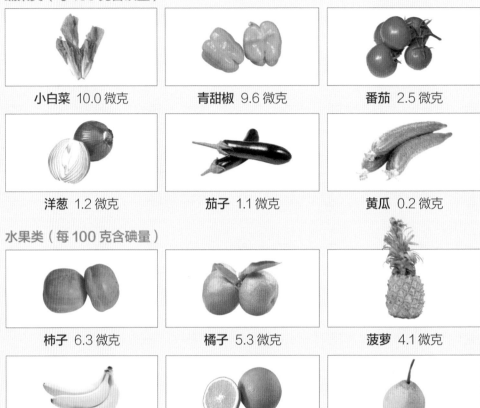

小白菜 10.0 微克　　青甜椒 9.6 微克　　番茄 2.5 微克

洋葱 1.2 微克　　茄子 1.1 微克　　黄瓜 0.2 微克

水果类（每100克含碘量）

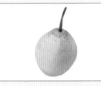

柿子 6.3 微克　　橘子 5.3 微克　　菠萝 4.1 微克

香蕉 2.5 微克　　橙子 0.9 微克　　梨 0.7 微克

　　虽然推荐成人每天摄入120微克碘，但并不是说只要一超过就造成碘过量，人体有自我调节功能，多余的碘会随着尿液排出体外。除非长期摄入高碘食物才可能导致碘过量。

　　从上面这些食物类型中可以看出，蔬菜、水果含碘量少，海带、紫菜含碘量最高，虾贝类次之。所以，平时按照《中国居民膳食指南》平衡膳食，含碘量高的食物和含碘量低的食物搭配食用，就能保证摄入的碘保持平衡状态。

适碘、低碘、限碘饮食，要有所选择

适碘饮食：正常饮食即可

适碘饮食，只要做到正常吃饭即可，每天按照健康标准摄入盐——每人每天食盐量不超过 6 克，加上均衡饮食，不要长期大量食用含碘高的食物，基本就能满足每天碘的适量摄入。**适用于健康人群和甲功正常的甲状腺结节患者。**

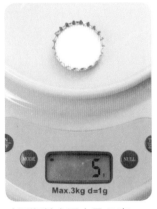

啤酒瓶盖小冒尖是 5 克

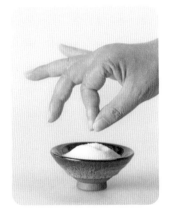

用食指和拇指捏起一撮盐约 0.3 克

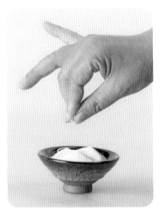

用食指、中指和拇指捏起一撮盐约 0.5 克

低碘饮食：摄入量控制在每日 120 微克以内

简单说就是比正常碘推荐量少一点，即每天摄入量小于 120 微克。**适用于桥本甲状腺炎或桥本甲状腺炎伴甲减。**

如何把握碘的摄入量呢？

1 食用碘盐，不再食用海带、紫菜、海苔、虾贝等含碘高的海产品，避免含盐的加工食品。

2 食用无碘盐，可以不用严格控制海产品。

限碘饮食：尽量避开碘，高碘不能沾

以前多提"忌碘"，"忌碘"从字面意义看就是"完全不吃碘"，但实际饮食中一点碘都不吃基本上是做不到的。现在多提"限碘"，要求尽量避开碘摄入，高碘的食物一定不能沾。**适用于甲亢、甲状腺结节伴甲亢、各种甲状腺炎伴甲亢、需要进行放射碘 131 治疗的甲状腺癌。**

限碘饮食要做到：

01 不吃碘盐：买盐时先看成分表，没有"碘"这一项就是无碘盐，外包装上也会标注"无碘盐"，要认准。

02 不吃添加了盐的加工食物：咸菜、泡菜、火腿、豆干、薯片、面包、饼干等，基本上腌制食品、加工食品、各种零食糕点都应避免食用。如果条件允许，这些食物可以自己动手做不添加碘盐的。

03 不吃高碘海产品：海带、紫菜、海苔、虾贝等含碘量高的海产品就不要吃了，选择含碘量相对低的淡水鱼，但要适量食用。

04 不吃含碘的营养保健品：一些复合维生素、微量元素等营养保健品中都可能含碘，吃之前要先看成分表。

选对食用盐，
预防甲状腺疾病

中国是世界上碘缺乏很严重的的国家之一，最好的证明就是曾经流行的"大脖子病"，为了改善全国的碘缺乏症状，政府施行食盐中添加碘的政策，效果显著。现在市场上有各种类型的盐：碘盐、健康平衡盐、低碘盐、无碘盐、海盐、竹盐……到底要怎么选择呢？

普通碘盐

适用人群 普通大众

普通碘盐，一般每100克盐约含2250微克碘。

按照我国《食用盐碘含量》的国家标准，1克盐中含有20微克、25微克、30微克碘三档水平，但是不同地区碘盐的含碘量可能会稍有区别。所以，在普通碘盐的营养成分表上也会出现每100克盐中含有2500微克碘。

营养成分表		
项目	**每100克（g）**	**NRV%**
能量	0千焦（kJ）	0%
蛋白质	0克（g）	0%
脂肪	0克（g）	0%
碳水化合物	0克（g）	0%
钠	38962毫克（mg）	1948%
碘	2250.0微克（µg）	1667%

无碘盐

适用人群 甲亢患者

无碘盐的包装上会特别标出"无碘盐"三个字以示提醒，而且在营养成分表上也没有碘，都说明此盐的碘含量是零。是否食用无碘盐需要遵医嘱，并不是只要患有甲状腺疾病，就可以自行决定食用无碘盐，低碘饮食不等于无碘饮食。

营养成分表		
项目	**每100克（g）**	**NRV%**
能量	0千焦（kJ）	0%
蛋白质	0克（g）	0%
脂肪	0克（g）	0%
碳水化合物	0克（g）	0%
钠	39298毫克（mg）	1965%

低碘盐

　　低碘盐的包装上也会标出"低碘盐"三个字，每100克盐中含有2000微克碘，比普通碘盐含碘量略低。是否需要食用低碘盐也应遵医嘱，不能擅自决定。

营养成分表		
项目	每100克（g）	NRV%
能量	0千焦（KJ）	0%
蛋白质	0克（g）	0%
脂肪	0克（g）	0%
碳水化合物	0克（g）	0%
钠	37300毫克（mg）	1865%
碘	2000.0微克（μg）	1333%

低钠盐等

　　除了碘盐，在超市中还能看到很多食盐的包装上标有"低钠盐""加锌盐""加铁盐""加钙盐"等其他类型的盐，这些盐中的含碘量跟普通碘盐相同，健康成人不用在这些盐上太过纠结，肾病、高血压患者可以选择低钠盐，甲状腺患者还是要根据碘含量进行选择。

营养成分表		
项目	每100克（g）	NRV%
能量	0千焦（kJ）	0%
蛋白质	0克（g）	0%
脂肪	0克（g）	0%
碳水化合物	0克（g）	0%
钠	31189毫克（mg）	1559%
钾	10383毫克（mg）	519%
碘	2500.0微克（μg）	1667%

健康平衡盐

　　健康平衡盐是综合了碘盐、低钠盐、加锌盐、加硒盐等特性，把碘、钾、锌、硒等人体必需的元素调和在一起，不属于低碘盐或者是无碘盐，含碘量跟普通碘盐一样。

| 科普时间 |

　　大部分健康人群和一部分甲状腺疾病患者并不需要食用低碘盐或无碘盐，甲亢患者、部分甲状腺肿瘤患者可以根据医嘱食用低碘盐或者无碘盐。

　　另外，看到海盐、湖盐、竹盐等标注的食用盐，是指盐的出处，跟含碘量无关。

平衡膳食是预防甲状腺疾病的基础

不要妖魔化任何一种食物，也没有任何一种食物能够满足人体所需的全部营养，科学的搭配能让食物之间取长补短，构建一个健康的身体基础。

均衡营养并不是让人吃得索然无味，而是要了解有些食物不能吃太多，有的则不能吃太少，还有一些每餐都不能缺，掌握了这些基本原则，就能吃得健康和美味。比如一顿饭里，至少要有主食、蔬菜、含优质蛋白质的食物三大类。其中，主食品种越丰富越好，不要餐餐只是白米白面，还要有糙米、大麦、燕麦、小米、玉米等粗杂粮，以及土豆、红薯等，再能加入各种豆类就更好了。

蔬菜要每顿饭都有，总量要达到煮熟的菜满满一碗（3.3 寸碗）才够。优质蛋白质类食物则每顿饭最少有一种，比如瘦肉、蛋、奶、各种水产品或大豆制品等。

健康饮食重在均衡，而不是顾此失彼。身体抵御疾病的能力变差，并不是某一种食物所致，而是长期不均衡的饮食习惯所致。

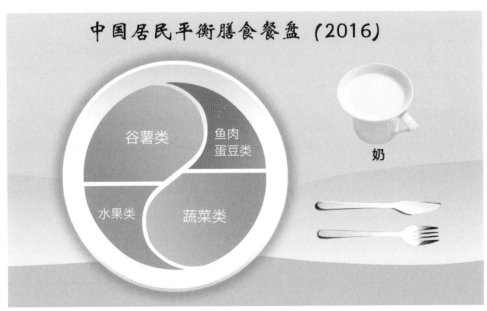

中国居民平衡膳食餐盘 (2016)

这是适用于 2 岁以上人群的一餐中的 4 类食物组成比例，分别是谷薯类、蛋白质类食物（包括动物性食物和大豆）、蔬菜、水果，每天一杯牛奶。

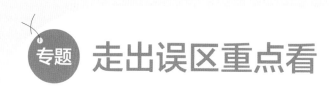

专题 走出误区重点看

甲状腺有问题一定不能吃海产品？

饭桌上经常见到的海产品包括鱼类、藻类、虾贝类，虽然海产品属于含碘量高的食物，但也有等级差别。患有甲状腺疾病并不是一点海产品都不能吃，吃对了就可以！

海产品种类	含碘量	食材
藻类	最多	紫菜、海带
虾贝类	其次	贻贝、虾皮
鱼类	最少	墨鱼、小黄鱼、带鱼

1 甲亢患者挑着吃

甲亢患者在治疗后，如果甲状腺功能恢复正常，并且没有明显的肿大，可以选择含碘量少的鱼类吃，每次量不宜超过 100 克，而且要用无碘盐烹饪。

如果治疗后甲状腺功能还没有正常，或者伴有甲状腺肿大，就要限碘饮食，不宜吃高碘海产品。

2 甲减患者不能无限制地吃海产品

碘是合成甲状腺激素的原料，缺碘会造成甲状腺激素合成不足导致甲减，碘缺乏性甲减患者食用海产品有补碘的作用。但是不能长期无限制地补充，长期高碘饮食会诱发桥本甲状腺炎，从而加重甲减。

3 甲状腺结节患者吃海产品视情况而定

甲状腺结节患者能不能吃海产品要根据甲状腺功能而定，甲状腺功能正常，结合尿碘的检测结果选择海产品的种类。一个简单的原则就是尿碘多就少吃，选含碘量少的吃；尿碘少，可适量吃多。

甲状腺结节伴有甲减或者甲亢，就要按照甲减或者甲亢的标准吃海产品。

Part

3

适量补充利于甲状腺的营养素，加固身体防线

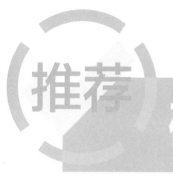

推荐

碘　合成甲状腺激素的重要原料

推荐摄入量
每天摄入
120 微克

≈

每天摄入碘盐 6 克，基本能满足身体一天的碘需求

对甲状腺的好处

人体的甲状腺可以聚集碘元素，并且将碘合成甲状腺激素，因此碘是合成甲状腺激素的重要原料。碘摄入过多或过少都会对甲状腺造成损害，如高碘引发甲亢，碘缺乏引发甲减等。所以，适宜范围内的碘摄入充足是保证甲状腺功能正常的必要条件。

其他保健功效

- 促进生长发育
- 帮助大脑发育和功能健全
- 防治胎儿先天畸形
- 减少围产期胎儿死亡率

健康饮食指导

1 避免长期大量摄入含抗甲状腺因子的食物，如十字花科植物中的萝卜、甘蓝、菜花，其含有的 β - 硫代葡萄糖苷会干扰甲状腺对碘的吸收利用，导致碘缺乏，引起代偿性甲状腺肿。

2 桥本甲状腺炎，甲亢、甲状腺结节伴甲亢，各种甲状腺炎伴甲亢，需要行放射碘 131 治疗的甲状腺癌患者不宜再补碘。

补充搭配红绿灯

❌ **皂角苷** + **碘** = 阻碍碘的吸收

最佳食物来源　　　　　　　　　　　　　　　每100克可食部含量

食物	干海带	紫菜	碘盐	贻贝	虾皮	鲜海带	海米	鹌鹑蛋
含量（微克）	36240	4323	2250	346	264.5	113.9	82.5	37.6

注：这里说的"宜吃碘"，是在正常情况下的推荐，如果本身已经有某些甲状腺疾病先兆或症状，应结合具体情况选择是否补碘。

钙

稳定身体各种生理活动

推荐摄入量
每天摄入
800 毫克

≈ 250 克牛奶 + 100 克黑豆 + 150 克芥菜

对甲状腺的好处

　　钙是人体含量最多的矿物质元素，参与激素的分泌，维持身体各种生理功能活动。如果饮食中钙摄入不足，会导致甲状腺紊乱，引发多种甲状腺疾病。

　　对于甲亢引起的骨质疏松，在饮食中要保证充足的钙，以防止骨钙的继续丢失。

其他保健功效

- 坚固骨骼和牙齿
- 调节细胞和毛细血管的通透性
- 维持肌肉神经的正常兴奋性
- 促进体内多种酶的活动

健康饮食指导

1 日常吃精米精面较多者，在制作精米精面时可以按照 3：1 或者 4：1 的比例掺入一些豆类或粗粮。

2 水果和蔬菜打汁饮用时，渣不要丢掉。

补充搭配红绿灯

✅ 维生素 D + 钙 = 促进钙的吸收

✅ 优质蛋白质 + 钙 = 有助于钙的吸收

❌ 可乐 + 钙 = 阻碍钙的吸收和利用

最佳食物来源　　　　　　　　　　　　　　　　　　每100克可食部含量

食物	虾皮	黑芝麻	白芝麻	泥鳅	芥菜	河蚌	萝卜缨	黑豆	口蘑	牛奶
含量（毫克）	991	780	620	299	294	248	238	234	169	104

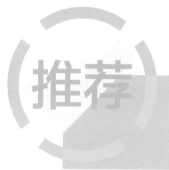

镁 影响甲状旁腺的分泌

推荐摄入量
每天摄入
330 毫克

≈  100 克海蜇皮 + 64 克口蘑 + 68 克黑米

对甲状腺的好处

镁是身体中多种酶的激活剂，参与许多代谢过程，如果镁的摄入量异常，就会影响身体正常的新陈代谢。镁在体内与钙、碘的吸收有拮抗作用，体内血镁含量过高，会抑制甲状旁腺激素的分泌，也会影响甲状腺正常分泌甲状腺激素。因此，保证身体镁的足量摄入有助于维持甲状腺健康。

其他保健功效

- 维持神经和肌肉的正常功能
- 稳定血压
- 对心脏活动具有重要的调节作用，有利于心脏的舒张与休息
- 防治神经性肠胃病

健康饮食指导

镁在绿叶蔬菜中含量丰富，粗粮、坚果等含量也很丰富，而精制食品、加工食品中的镁含量一般较低，长期以精制食品为主的人要注意补充镁。

补充搭配红绿灯

- ✅ 氨基酸 + 镁 = 促进镁的吸收
- ✅ B 族维生素 + 镁 = 有利于 B 族维生素的吸收

最佳食物来源   每100克可食部含量

食物	荞麦	黄豆	口蘑	大麦	黑米	香菇（干）	海蜇皮	苋菜
含量（毫克）	258	199	167	158	147	147	124	119

硒 适量补硒可以预防甲状腺疾病

推荐摄入量
每天摄入
60 微克

≈

 118 克鹌鹑蛋

+

 226 克腐竹

+

 18 克干贝

对甲状腺的好处

　　甲状腺细胞内存在两种脱碘酶，硒作为其重要的组成元素，间接影响 T_3 合成，如果硒水平异常，将造成甲状腺功能失调，引发不同类型的甲状腺疾病。因此，适量补硒有助于防治甲状腺疾病。

其他保健功效

- 保护心血管，维护心肌健康
- 提高免疫力
- 促进葡萄糖运转，平稳血糖
- 促进生长，维持正常生育功能

健康饮食指导

　　人体自身不能合成硒，必须从食物中获取。一般来讲，高蛋白质食物中含硒量大于低蛋白质食物，尤以海产品、蛋类和肉类中含量为多，日常饮食中可以有针对性地进行补充。

补充搭配红绿灯

✅ 维生素 E+ 硒 = 抗衰老，预防癌症与心脏病

✅ 维生素 A+ 硒 = 有助于人体吸收硒

最佳食物来源　　　　　　　　　　　　　　　　　　　　　　每100克可食部含量

食物	牡蛎	干贝	鹅蛋	鹌鹑蛋	白菜	腐竹	牛肉	芋头
含量（微克）	86.64	76.35	27.24	25.48	14.50	6.65	6.45	1.45

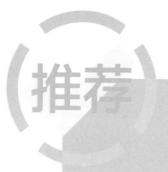

维生素A 帮助减少甲状腺肿的发生

成年男性每天摄入 800 微克，成年女性每天摄入 700 微克

700~800 微克
维生素 A ≈

 100 克鸡肉

+

 50 克菠菜
（β‐胡萝卜素）

+

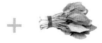 50 克胡萝卜
（β‐胡萝卜素）

对甲状腺的好处

碘缺乏会引起多种甲状腺疾病，但是碘缺乏并不是唯一原因，维生素的缺乏也会引起甲状腺疾病。研究显示，维生素 A 缺乏可能会引起甲状腺球蛋白的糖基化发生障碍，使甲状腺激素合成减少，导致甲状腺肿。因此，摄入充足的维生素 A 有助于减少甲状腺肿的发生。

其他保健功效

- 维持正常视觉功能，预防夜盲症及视力减退
- 调节上皮组织细胞的生长
- 维持骨骼正常生长发育
- 促进生长与生殖

健康饮食指导

1 维生素 A 属于脂溶性物质，即可溶解在脂肪里，因此含有这种物质的食物最好熟吃，用食用油烹饪，或与肉类一起烹饪，以利于其吸收利用。

2 β‐胡萝卜素进入人体后可转化成维生素 A，因此在饮食中，除了进食富含维生素 A 的动物性食物外，还要适当食用富含 β‐胡萝卜素的蔬菜、水果等。

补充搭配红绿灯

✅ 脂肪 + 维生素 A = 促进维生素 A 的吸收和利用

最佳食物来源
每100克可食部含量

食物	羊肝	鸡肝	猪肝	胡萝卜	菠菜	鸡蛋	鸡肉
含量（微克）	20972	10414	4972	668 β‐胡萝卜素（4010）	575 β‐胡萝卜素（3590）	438	48

维生素C

抗氧化，辅助缓解甲亢症状

推荐摄入量
每天摄入
100 毫克

≈

 70 克猕猴桃

+

 100 克芦笋

+

 100 克苋菜

对甲状腺的好处

　　患有甲亢时身体代谢加速，营养消耗过多，容易出现营养不良性贫血，而维生素C有助于促进铁吸收。因此，甲亢患者补充维生素C有助于改善贫血、抗氧化，辅助治疗甲状腺疾病。

其他保健功效

- 预防感冒
- 消除压力，缓解疲劳
- 降低血清胆固醇，预防动脉粥样硬化
- 抗氧化，预防癌症

健康饮食指导

1. 维生素C是水溶性维生素，并且不耐高温，因此在烹饪蔬菜时要现做现洗，现洗现切，并且用大火快炒，以避免维生素C流失。

2. 维生素C广泛存在于新鲜的蔬菜、水果中，每天喝一杯蔬果汁可以获取丰富的维生素C，比如苹果、梨、猕猴桃、彩椒等都是很好的打汁原料。

补充搭配红绿灯

- ✅ 维生素E + 维生素C = 护肤，缓解压力

- ✅ 蛋白质 + 维生素C = 抗压，美肤，防黑斑

最佳食物来源

每100克可食部含量

食物	芥菜	猕猴桃	菜花	苦瓜	山楂	草莓	芦笋	苋菜
含量（毫克）	72	62	61	56	53	47	45	30

不推荐 高钠饮食

钠有助于平衡人体中的水分，但是高钠饮食会影响碘的吸收，增加甲减黏液性水肿，也会引起高血压。避免高钠饮食首先要控制盐的摄入在科学范围——每人每天食盐不超过 6 克，其中也包含调料、点心中的隐形盐。

购买食物的时候要注意看营养成分表，其中明确标明了钠含量，购买的时候重点看一下钠含量。同时也可以根据 1 克钠等于 2.5 克盐的换算公式，计算出吃进去了多少盐。

常见高钠食物含盐表

食物名称	钠（毫克）	相当于盐含量（克）
零食		
蚕豆（炸）	547.9	1.37
紫菜（干）	710.5	1.78
山核桃（熟）	855.5	2.14
开心果（熟）	756.4	1.89
春卷（素馅）	535.8	1.34
方便面	1144	2.86
龙虾片	639.5	1.60
怪味胡豆	1102.1	2.76
薯片（烧烤味）	508.6	1.27
地瓜干	1287.4	3.22
九制梅肉	958.0	2.40
肉、奶类		
扒鸡	1000.7	2.50
奶酪（干酪）	584.6	1.46
海参（干）	4968	12.42
调味品		
鸡精	18864.4	47.16
辣椒酱	8027.6	20.07
番茄沙司	1046.8	2.62

专题 走出误区重点看

七大营养素不可或缺

蛋白质　生命的载体

功效

1 蛋白质是生命的物质基础，人体所有组织，包括毛发、皮肤、肌肉、骨骼、内脏、大脑、血液、神经、内分泌系统等的组成都需要蛋白质的参与。

2 蛋白质主要参与体内的各种代谢过程，可保证身体的生长、发育、繁殖、遗传，并供给热量，也是更新和修补组织及细胞的主要原料。

食物来源

动物蛋白：肉类（猪肉、牛肉、鸡肉）、蛋类（鸡蛋、鹌鹑蛋）、鱼类、奶类等。

植物蛋白：豆类（黄豆、黑豆、青豆、红豆）、谷类（大米、小米）、坚果类（核桃、花生、葵花子），部分蔬菜和水果中也含有蛋白质。

脂肪　"热量炸弹"

功效

1 为人体提供热量，维持人体体温。

2 保护内脏和器官免受损伤。

3 脂肪是脂溶性维生素（维生素 A、维生素 D、维生素 E、维生素 K）的最佳溶剂，这些维生素只有溶于脂肪才能更好地被人体吸收。

食物来源

禽畜肉、鱼类、蛋类、牛奶及奶制品、植物油、坚果种子等。

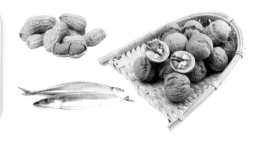

维生素　人体的"维和部队"

维生素对人体非常重要，如果缺少了维生素，人体的代谢、热量的供给等很多方面都会出现问题。维生素不能在体内合成（或者合成量不足），只能通过外界摄入，因此，及时补充维生素是非常重要的。

维生素根据其溶解性，分为水溶性维生素和脂溶性维生素两大类。

	主要分类	功效	食物来源
水溶性维生素 溶于水而不溶于脂肪	维生素C	修补组织， 促进生长， 防治贫血和坏血病， 促进伤口愈合	青甜椒、苦瓜、菜花、白菜、猕猴桃、橙子、山楂、鲜枣等
	B族维生素	防治脚气病， 促进食欲， 促进糖代谢， 补充体能	谷类、豆类、坚果、动物内脏及瘦肉等
		组成辅酶的主要成分， 参与细胞的正常生长， 参与铁代谢	动物内脏、奶类、蛋类、豆类及绿叶蔬菜
脂溶性维生素 溶于脂肪而不溶于水	维生素A （β-胡萝卜素）	保护眼睛， 促进生长， 维护上皮组织健康	胡萝卜、红薯、玉米、南瓜、菠菜、芒果、猪肝等
	维生素D	调节和促进钙、磷的吸收， 促进骨骼健康、防治佝偻病， 促进牙齿正常发育， 抗疲劳	蛋黄、沙丁鱼、三文鱼、金枪鱼、香菇等
	维生素E	抗氧化、预防衰老， 促进精子生成， 预防动脉硬化， 增强机体免疫力	玉米、芝麻、核桃、麦胚、玉米油、花生油、动物内脏等

碳水化合物（糖类）　提供热量的"主力军"

功效

1 储存与提供热量。

2 构成机体组织，参与细胞的组成和多种活动。

3 参与蛋白质和脂肪的代谢，节省蛋白质。

食物来源

大米、小米、面粉、黄豆、豌豆、黑豆、土豆、芋头、山药、红薯、葡萄、苹果、香蕉、甘蔗、栗子、核桃、红糖、白糖等。

水　生命的润滑剂

功效

1 构成人体组织。

2 输送营养。

3 润滑组织和关节。

4 调节体温。

5 促进消化。

摄入量

一般成人每日1500~1700毫升，约3瓶矿泉水（1瓶550毫升）。

矿物质　不可或缺的营养素

功效

1 构成人体骨骼和牙齿的重要材料。

2 维持人体水分的正常分布、体液的酸碱平衡和神经肌肉的正常兴奋性。

3 合成酶、激素等。

食物来源

新鲜的蔬果、瘦肉、鱼类等含有丰富的矿物质。

膳食纤维　身体最好的清道夫

功效

1 保护肠道健康，防治便秘，有利于减肥。

2 预防癌症、心脑血管疾病及糖尿病。

食物来源

西蓝花、白菜、燕麦、糙米、玉米、红薯、银耳、木耳、苹果、海带等。

常见营养素搭配速查

营养素	促进	抑制
维生素 A	饮食中搭配少量油脂和脂肪，有助于人体吸收维生素 A	长期服用降胆固醇药物消胆胺，会破坏体内维生素 A 的平衡；治疗消化不良的制酸剂会减少体内维生素 A 的储存量
维生素 C	铁和维生素 C 搭配，可促进铁吸收	吸烟会减少体内维生素 C 的含量；维生素 C 怕热，不宜长时间高温烹调
维生素 D	饮食中搭配少量油脂和脂肪，有助于人体吸收维生素 D	降胆固醇药物消胆胺会影响身体对维生素 D 的吸收
维生素 E	维生素 C 和硒搭配，有助于促进体内维生素 E 发挥作用	反式脂肪酸、避孕药等会阻止人体吸收维生素 E
维生素 B_1	富含维生素 C 和柠檬酸的食物，如橙子、橘子等，可防止维生素 B_1 遭到破坏	酒、咖啡不利于维生素 B_1 的吸收
维生素 B_2	富含硒的食物，如红肉、麦片等，还有其他 B 族维生素有助于促进维生素 B_2 的吸收	大量饮酒，过量摄入铁、锌、铜、锰会影响人体对维生素 B_2 的吸收，过度光照会破坏维生素 B_2
钙	维生素 D、必需脂肪酸可促进钙的吸收	草酸、植酸会阻止钙的吸收，经常喝可乐会破坏体内钙的平衡
铁	果糖、维生素 C 有助于促进铁的吸收	植酸、草酸、膳食纤维、过量的钙都会阻碍铁的吸收
镁	蛋白质、锌、维生素 C、维生素 D、维生素 B_1 都可促进镁的吸收	过量的钙、磷会影响人体对镁的吸收
磷	维生素 D 有助于促进磷的吸收	过量摄入钙、镁等会阻碍镁的吸收
锌	饮食中适量的蛋白质有助于促进锌的吸收	植酸盐、过量的磷都会阻碍锌的吸收
硒	维生素 C、维生素 A、维生素 E 都能促进硒的吸收	食材过度加工会减少硒的含量

Part

4

防治甲状腺结节，降低甲状腺癌的风险，甲状腺结节调养

甲状腺结节诊断

认识甲状腺结节

甲状腺结节是指由各种原因导致的甲状腺内出现一个或多个组织结构异常的团块，做吞咽动作时会随着甲状腺上下移动。甲状腺结节有单发的也有多发的，多发结节比单发结节的发病率高，而单发结节甲状腺癌的发生率较高，但是总的来看，良性结节占绝大多数。

实际上85%~95%的甲状腺结节都是良性的，既不需要用药也不需要手术，但是如果在体检中发现结节，还是建议进一步确诊排除恶性可能，这样更放心。

甲状腺结节的诱因

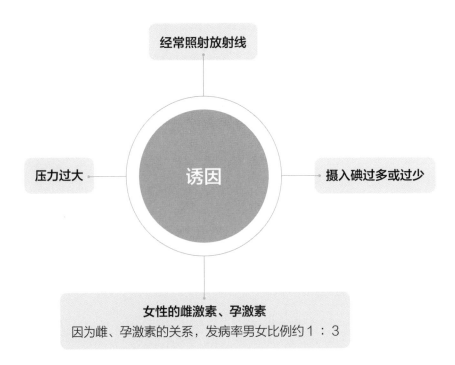

经常照射放射线

压力过大

诱因

摄入碘过多或过少

女性的雌激素、孕激素
因为雌、孕激素的关系，发病率男女比例约1：3

甲状腺结节的检查

1 彩超检查

医生用手触摸甲状腺能识别出 1 厘米以上的结节，但是彩超检查可以无死角地观察到甲状腺，能识别出 1 毫米的结节，有助于医生更准确地判断结节的良恶性。**彩超检查是必做的。**

2 抽血做甲状腺功能检查

查促甲状腺激素（TSH），也是必做的检查。 大部分人的 TSH 都正常。如果 TSH 偏高，检查是否有桥本甲状腺炎；如果 TSH 偏低，检查是否有甲亢。

3 穿刺活检

穿刺活检是用针扎进甲状腺提取小样再做检测，确诊良恶性结节概率比较高，但也不是百分之百，因为如果恰好穿刺在良性组织上，那么恶性组织就成了漏网之鱼。穿刺活检可以选做。

4 甲状腺核素扫描

可以选做。核素扫描如果显示"热结节"，那癌变的可能性较小。

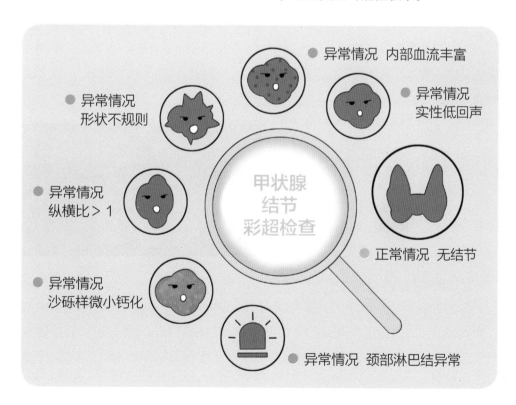

甲状腺结节分为热、温、冷

甲状腺结节检查报告中常会出现"热结节""冷结节"等名词，这是扫描检查甲状腺时，根据显影剂在甲状腺结节内的不同显示情况，可分为热结节、温结节、冷结节，这些不同显影状态和程度有助于医生更好地诊断甲状腺结节的病因。

正常甲状腺显像
甲状腺双叶呈蝴蝶状，双叶内放射性显影分布均匀。

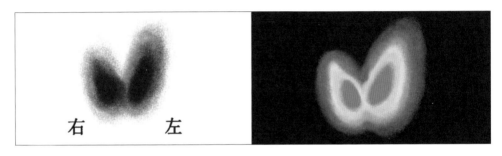

出现热结节的甲状腺
热结节是结节的放射性显影高于周围的甲状腺组织。从图中可以看出甲状腺双叶失去正常形态，显影剂在甲状腺结节内显影浓密，右叶是一个类似圆形的放射性分布浓集区，左叶轮廓不清晰，放射性分布稀疏。提示多为良性，一般不会癌变。

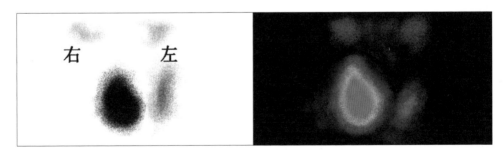

出现温结节的甲状腺
温结节的放射性显影与周围甲状腺组织的显影相同。从图中可以看出显影剂在甲状腺结节内的显影与周围正常的甲状腺组织一样。可以看到左叶位置放射性分布与周围甲状腺组织相近，没有稀疏区。提示多为桥本甲状腺炎、亚急性甲状腺炎修复期、甲状腺良性肿瘤。

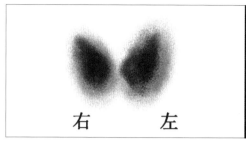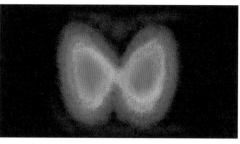

出现冷结节的甲状腺

冷结节基本没有放射性显影。从图中可以看出显影剂在甲状腺结节内的显影比周围正常的甲状腺组织要弱。可以看到右叶中间部分放射性分布缺失。提示多为甲状腺癌、甲状腺囊肿、甲状腺腺瘤出血或囊变、亚急性甲状腺炎急性期等。

虽然在冷结节中甲状腺癌占5%~10%，但并不是说冷结节就等于甲状腺癌。

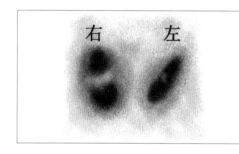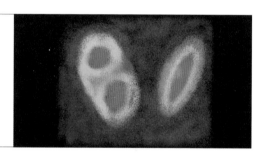

甲状腺结节分"三六九等"

甲状腺结节大部分都是良性的，对身体影响不大，但是它不是单纯的一种疾病，而是一类疾病的统称，所以需要分清不同类型来调整饮食。

1 甲状腺炎性结节：由桥本甲状腺炎、亚急性甲状腺炎等甲状腺炎导致的结节，属于良性病变，这种炎性结节可能伴有甲亢或甲减。

2 结节性甲状腺肿：主要是由甲状腺长期慢性增生所致，大部分属于良性病变。但是因为结节性甲状腺肿多为对发性，可能隐藏有恶性结节，需要检查确诊。可能会伴有甲亢。

3 甲状腺囊性病变：简单说就是甲状腺里长了一个泡，属于良性。

4 甲状腺腺瘤：甲状腺腺体过度生长形成的一种肿瘤，虽然名为"瘤"，但大多属于良性。

5 甲状腺恶性肿瘤：甲状腺结节的恶性病变，有一小部分可能伴有甲亢。

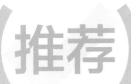

饮食调养

体内高碘或缺碘都可能会引起甲状腺结节，有甲状腺结节的人应注意碘摄入的量，是"限碘"还是"低碘"或是"适碘"，要结合结节合并的症状选择。

合并甲亢的结节宜"限碘"饮食

合并甲亢的结节要限碘饮食，食用无碘盐，禁食海产品，特别是高碘海产品如紫菜、海带，同时增加优质蛋白质的摄入，多喝水。

合并桥本甲状腺炎的结节宜"低碘"饮食

有些甲状腺结节与碘摄入过多有关，如桥本甲状腺炎，需要低碘饮食，食用碘盐时要限制高碘食物。

甲功正常的结节宜"适碘"饮食

如果仅表现有轻微甲状腺结节，无其他不适，甲功检查正常，则可以正常饮食，食物多样化，碘摄入量控制在每天 120 微克内。

均衡饮食，适量摄入提高免疫力的食物

健全的免疫系统能抵抗致病的细菌和病毒。一个人的免疫力除了取决于遗传基因外，还受饮食的影响，因为有些食物的成分能够增强免疫力。这就要求全面均衡地摄入营养，人体缺少任何一种营养素都会出现这样或那样的症状或疾病。在均衡饮食的前提下，适量增加提高免疫力的食物，有助于预防甲状腺结节。

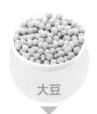
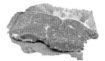
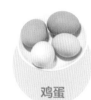

大豆	牛肉	青甜椒	鸡蛋

含有蛋白质及抗病毒物质香菇多糖，可以刺激身体产生干扰素，抵抗病毒

含有丰富的锌元素，可提高身体免疫力，还能促进食欲，增强抵抗力

富含维生素C等多种维生素，增强白细胞的战斗力，提高免疫力

含有的硒能够提高人体的免疫功能，增强对疾病的抵抗力，增强抗癌能力

摄入抗压减压的食物

压力过大、焦虑、紧张等情绪都是引发甲状腺结节的导火索，所以建议平时多摄入一些抗压减压、舒缓心情的食物。

香蕉

香蕉含有维生素 B_6，能使人的心情变得愉快舒畅。香蕉中富含的钾有利于维持人体电解质平衡，使神经肌肉的兴奋性维持常态。所以，常吃香蕉可以缓解紧张情绪。

番茄

番茄含有的番茄红素是优质的抗氧化物，它能在压力产生时保护人体不受自由基伤害，减少疾病的发生。另外，人在承受较大心理压力时，身体消耗的维生素C比平时多，番茄含有的维生素C能及时补充身体消耗。

牛奶

牛奶富含钙，而钙是天然的神经稳定剂，有稳定情绪的效果。牛奶中的色氨酸有利于合成血清素，可促进睡眠、缓解疲劳。

豌豆

豌豆中含有的维生素 B_2 有助于提高抗压力，缓解疲劳。

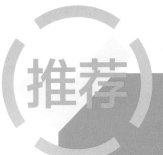

饮食推荐

三文鱼

营养关键词： DHA、钾、硒

推荐食量： 每日 40~75 克

营养含量

热量	139 千卡
蛋白质	17.2 克
脂肪	7.8 克
钾	361 毫克
磷	154 毫克
硒	29.47 微克

每 100 克可食部含量

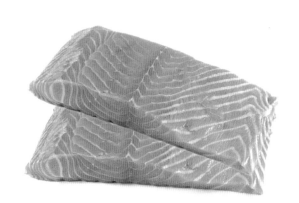

推荐理由

　　三文鱼富含钾，可以缓解紧张情绪，避免因压力过大而加重甲状腺结节病情；其含有的优质蛋白质、硒能提高人体的免疫功能，增强身体素质。

健康饮食指导

1. 三文鱼宜烧至七八成熟，这样味道既鲜美，又可去除腥味。加热时间如过长，肉质会变硬。
2. 三文鱼最好不要用油炸的方式来烹调，否则容易破坏其中的营养物质。

人群须知

1. 过敏体质者不宜多食；尿酸过高或痛风患者不宜多食。
2. 高血压患者不宜多食烟熏三文鱼。

食材搭配红绿灯

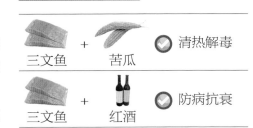

三文鱼　＋　苦瓜　　✓ 清热解毒

三文鱼　＋　红酒　　✓ 防病抗衰

连小兰甲状腺养护饮食升级版

62

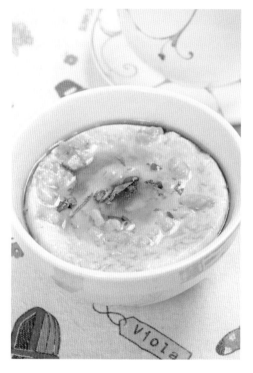

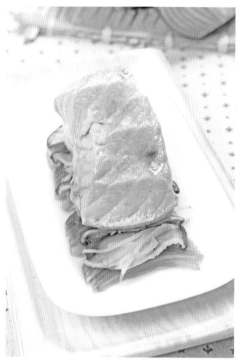

三文鱼蒸蛋羹

材料： 净三文鱼 50 克，鸡蛋 2 个。

调料： 酱油 10 克，葱末、香菜末各少许。

做法：

① 鸡蛋磕入碗中，加入冷水打散；三文鱼洗净，切粒，倒入蛋液中，搅匀。

② 将三文鱼蛋液放入蒸锅隔水蒸 8 分钟，取出，撒上葱末、香菜末，淋入酱油即可。

清蒸三文鱼

材料： 三文鱼肉 300 克，洋葱、鲜香菇各 50 克。

调料： 葱丝、姜丝、盐、香油各适量。

做法：

① 三文鱼肉洗净，切段，撒少许盐抓匀，腌渍 30 分钟；洋葱洗净，切丝；鲜香菇洗净，去蒂，切片。

② 取盘，放上洋葱丝、香菇片，再放入三文鱼，放上葱丝、姜丝、香油，大火蒸 5 ~ 7 分钟即可。

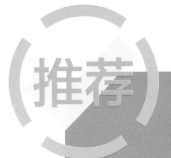
推荐

香菇

营养关键词：膳食纤维、香菇多糖、维生素 D

推荐食量：每日 50 克（鲜品）

营养含量

热量	26 千卡
蛋白质	2.2 克
脂肪	0.3 克
碳水化合物	1.9 克
膳食纤维	3.3 克
磷	53 毫克

每 100 克可食部含量

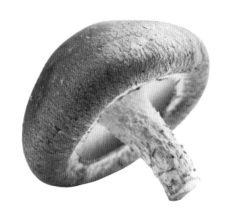

推荐理由

　　香菇中含有蛋白质和香菇多糖，可以提高免疫力、刺激身体产生干扰素；其含有的膳食纤维还能促进排毒，对辅助治疗甲状腺结节有帮助。

健康饮食指导

1. 浸泡干香菇宜用温水，这样才能将其中的核糖核酸催化而释放出鲜味物质。
2. 长得特别大朵的鲜香菇最好不要食用，因为很可能是施用激素催长的。

人群须知

　　香菇中含有大量嘌呤，尿酸高的人和痛风患者不宜食用。

食材搭配红绿灯

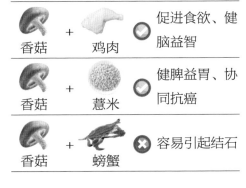

香菇	+	鸡肉	✓	促进食欲、健脑益智
香菇	+	薏米	✓	健脾益胃、协同抗癌
香菇	+	螃蟹	✗	容易引起结石

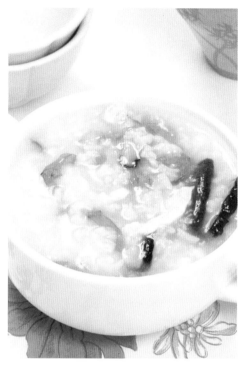

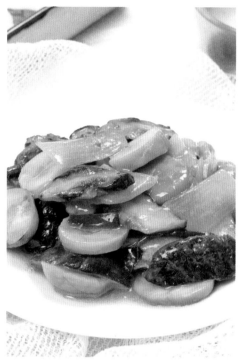

香菇滑鸡粥

材料： 大米、鸡胸肉各 50 克，鲜香菇 80 克，生菜 20 克，蛋清 1 个。

调料： 盐、香油、淀粉、料酒各适量。

做法：

① 大米洗净；香菇洗净，切片；鸡胸肉洗净，切丝，加蛋清、淀粉、料酒抓匀，腌渍 5 分钟；生菜洗净，切丝。

② 大米放入锅中，加水大火烧开，转小火煮 20 分钟，然后将香菇片、鸡丝放入锅内，再煮 3 分钟，最后放入生菜丝关火，加盐、香油调匀即可。

板栗烧香菇

材料： 鲜香菇 300 克，板栗肉 100 克，油菜 50 克。

调料： 葱花 10 克，蚝油、白糖各 5 克，水淀粉适量。

做法：

① 板栗肉煮熟，切片；香菇洗净，去蒂，切块；油菜洗净，切段。

② 油锅烧热，放入板栗肉、油菜段和香菇块爆香，放入蚝油、白糖、少量清水翻炒至入味，放入水淀粉勾芡，盛盘后撒上葱花即可。

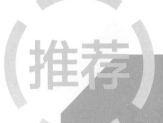

推荐

青甜椒

营养关键词： 维生素 C、钾、胡萝卜素

推荐食量： 每日 60 克

营养含量

热量	27 千卡
蛋白质	1.4 克
脂肪	0.3 克
碳水化合物	3.7 克
维生素 C	62 毫克
胡萝卜素	340 微克
钾	209 毫克

每 100 克可食部含量

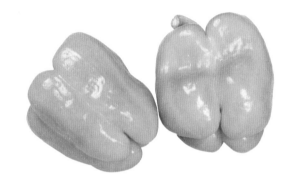

推荐理由

青甜椒富含维生素 C 等多种维生素，有助于提高免疫力、缓解压力；其富含的钾有助于稳定情绪，预防和辅助治疗甲状腺结节。

健康饮食指导

炒食青甜椒不宜使用过多酱油，因为酱油会使其鲜绿颜色变暗，且破坏维生素 C。

人群须知

1. 食管炎、胃肠炎、胃溃疡、痔疮患者不宜大量食用，且最好熟食。
2. 阴虚火旺者慎食。

食材搭配红绿灯

 青甜椒 + 鸡蛋 开胃促食

 青甜椒 + 猪瘦肉 提高免疫力、缓解疲劳

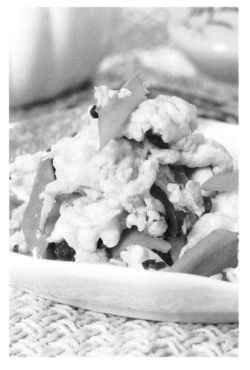

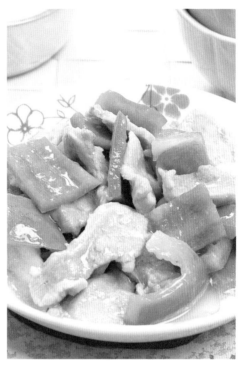

青甜椒豆豉炒蛋

材料： 青甜椒 200 克，鸡蛋 2 个，豆豉 20 克。

调料： 盐 2 克。

做法：

① 鸡蛋打散，加盐搅匀；青甜椒洗净，去蒂及子，切菱形片；豆豉剁碎，待用。

② 炒锅置火上，倒油烧热，倒入鸡蛋液翻炒至熟，盛出。

③ 锅留底油烧热，倒入豆豉炒香，然后加入青甜椒片炒至断生，加鸡蛋炒匀，加盐调味即可。

青甜椒炒鸭片

材料： 鸭胸肉 200 克，青甜椒 100 克，蛋清 1 个。

调料： 高汤 50 克，料酒 10 克，淀粉 5 克，盐 2 克。

做法：

① 鸭胸肉洗净切片，加蛋清、淀粉、少许盐，拌匀上浆；青甜椒洗净，去子及蒂，切片。

② 锅置火上，放油烧热，将鸭片下锅滑散，炒熟后盛出沥油；锅内留底油烧热，加入料酒、高汤烧开，倒入鸭片、青甜椒片翻炒，加盐调味即可。

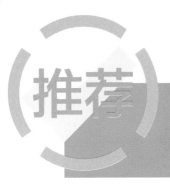

洋葱

营养关键词：钾、硫化物

推荐食量：每日 50 克

营养含量

热量	40 千卡
蛋白质	1.1 克
脂肪	0.2 克
碳水化合物	8.1 克
钾	147 毫克

每 100 克可食部含量

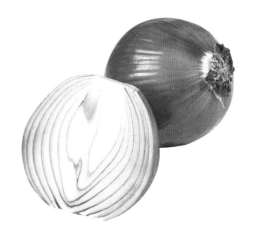

推荐理由

洋葱含有的硫化物能够提高人体免疫功能，其含有的钾能缓解紧张情绪，有利于甲状腺结节恢复。

健康饮食指导

1. 把洋葱放水中，浸泡 3 分钟左右再切，可有效避免刺激眼睛。
2. 洋葱一次不宜吃得过多，否则会出现腹胀、视力模糊等不适症状。

人群须知

洋葱有刺激性，患有皮肤瘙痒性疾病、眼疾、眼部充血者应慎食，且最好熟食，以减轻刺激性。

食材搭配红绿灯

洋葱	+ 鸡蛋	增强免疫力
洋葱	+ 牛肉	补肝养肾
洋葱	+ 蜂蜜	容易导致腹泻

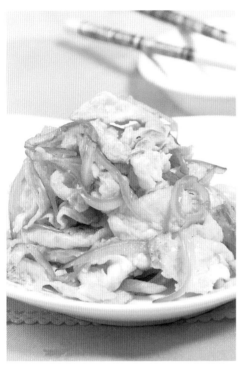

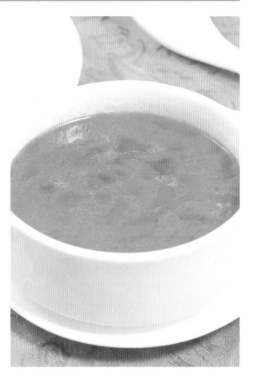

洋葱炒鸡蛋

材料： 洋葱 1 个，鸡蛋 2 个。

调料： 盐 3 克，白糖 5 克，五香粉少许。

做法：

① 洋葱去老皮，洗净，切丝；鸡蛋磕开，打散，搅匀。

② 炒锅置火上，倒油烧热，倒入鸡蛋液炒成块，盛出。

③ 锅底留油烧热，放入洋葱丝炒熟，倒入鸡蛋块翻匀，调入盐、白糖、五香粉即可。

奶油南瓜洋葱汤

材料： 南瓜 250 克，洋葱 100 克，奶油 20 克。

调料： 盐 3 克。

做法：

① 将南瓜去皮及子，洗净，切细丁；洋葱去皮，洗净，切细丁。

② 锅置火上，倒入奶油加热，加入洋葱丁炒香，倒入适量清水，用小火煮至南瓜丁熟烂，加入盐调味即可。

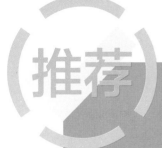

香蕉

营养关键词：镁、钾、碳水化合物

推荐食量：每日 1~2 根

营养含量

热量	93 千卡
蛋白质	1.4 克
脂肪	0.2 克
碳水化合物	20.8 克
钾	256 毫克
镁	43 毫克

每 100 克可食部含量

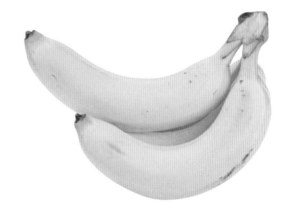

推荐理由

香蕉富含钾、镁等多种矿物质，能有效调节紧张、压抑的情绪，并能缓解疲劳，对改善甲状腺结节有益，还能辅助预防血压上升。

健康饮食指导

1. 香蕉蘸适量蜂蜜食用，对痔疮、便后出血有好的食疗功效。
2. 空腹时，不要吃太多香蕉，以免血液中镁的含量突然大幅增加，抑制心血管的正常运作。
3. 未成熟的香蕉不宜吃，容易导致便秘。

人群须知

1. 脾胃虚寒、便溏腹泻者不宜多食。
2. 痛经、风寒感冒者不宜多食。

食材搭配红绿灯

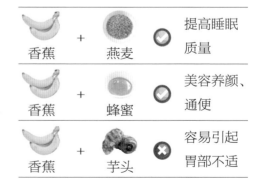

香蕉	+	燕麦	✓	提高睡眠质量
香蕉	+	蜂蜜	✓	美容养颜、通便
香蕉	+	芋头	✗	容易引起胃部不适

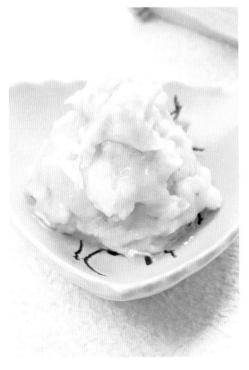
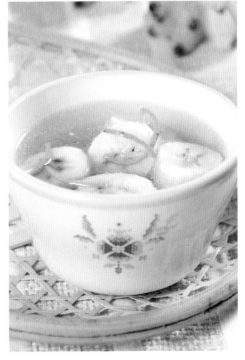

香蕉土豆泥

材料：香蕉 1 根，土豆 1 个。

调料：蜂蜜 10 克。

做法：

① 土豆洗净，蒸熟，去皮，捣成泥；香蕉去皮，取肉，碾成泥。

② 取碗，放入土豆泥和香蕉泥搅拌均匀，加蜂蜜搅拌均匀即可。

香蕉汤

材料：香蕉 1 根。

调料：陈皮、冰糖各适量。

做法：

① 香蕉去皮，切成段；陈皮用温水浸泡，洗净，切丝，放入水锅内烧开。

② 放入香蕉段，再次烧沸后，转小火继续煲 15 分钟，加冰糖煮化即可。

71

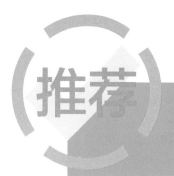

番茄

营养关键词： 钾、胡萝卜素、番茄红素
推荐食量： 每日 100 克

营养含量

热量	20 千卡
蛋白质	0.9 克
脂肪	0.2 克
碳水化合物	3.5 克
钾	163 毫克
维生素 C	19 毫克
胡萝卜素	550 微克

每 100 克可食部含量

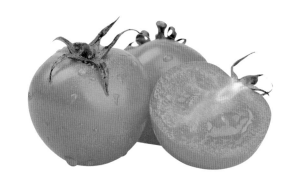

推荐理由

番茄所含的番茄红素、胡萝卜素可保护身体免受自由基损伤，提高对疾病的抵抗能力；其含有的维生素 C、钾还能缓解心理压力，对甲状腺结节的预防和辅助治疗大有帮助。

健康饮食指导

1. 烹调时，最好大火快炒，因为其中的维生素 C 遇热易被破坏，导致营养价值降低。
2. 未熟透的番茄不宜食用，否则易引起头晕、恶心、呕吐等中毒症状。

人群须知

消化不良、腹泻、尿路结石、关节炎、急性肠炎、溃疡患者不宜空腹食用。

食材搭配红绿灯

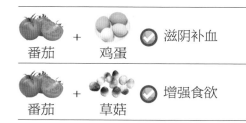

番茄 + 鸡蛋 ✅ 滋阴补血

番茄 + 草菇 ✅ 增强食欲

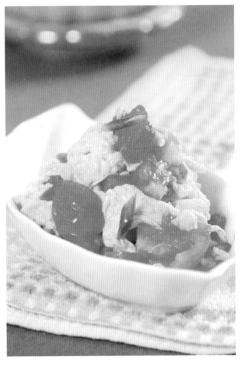

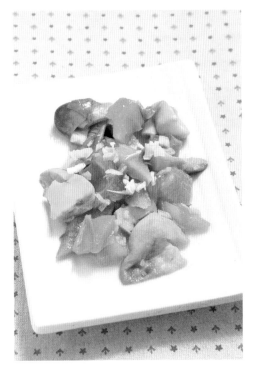

番茄炒鸡蛋

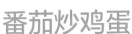

材料： 番茄 1 个，鸡蛋 2 个。

调料： 盐、白糖各 2 克，葱花 5 克。

做法：

① 番茄洗净，去皮，切块；鸡蛋磕入碗中，打散。

② 锅内加油烧热，倒入蛋液炒熟。

③ 锅留底油烧热，煸香葱花，倒入番茄块，加入盐、白糖翻炒，倒入鸡蛋炒匀即可。

草菇炒番茄

材料： 番茄 200 克，草菇 150 克，青甜椒 50 克。

调料： 料酒、白糖各 10 克，水淀粉 5 克，蒜末 8 克，盐 2 克。

做法：

① 番茄洗净，去皮，切块；草菇洗净，切块，在沸水中焯熟；青甜椒洗净，去蒂和子，切片。

② 锅中油烧热，放入草菇块、料酒翻炒出香味，放番茄块、青甜椒片、蒜末翻炒至熟，加白糖、盐调味，用水淀粉勾芡即可。

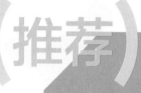

豌豆

营养关键词： 膳食纤维、钾、胡萝卜素

推荐食量： 每日 50 克

营养含量

热量	111 千卡
蛋白质	7.4 克
脂肪	0.3 克
碳水化合物	21.2 克
膳食纤维	3.0 克
钾	332 毫克
胡萝卜素	220 微克

每 100 克可食部含量

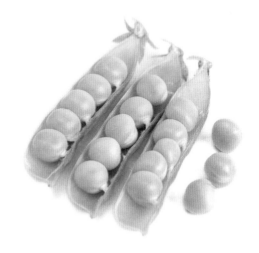

推荐理由

豌豆含有植物凝集素等物质，具有抗菌消炎的功能；豌豆中含有胡萝卜素，有助于稳定细胞膜、减少癌细胞的形成；含有的钾有助于水钠代谢，可辅助消肿。

健康饮食指导

1. 烹制豌豆时不宜加碱，以免破坏其中的营养物质。豌豆适合做配菜食用。
2. 油炸豌豆等豌豆小零食含油脂较多，不易消化，应少吃。
3. 未熟透的豌豆不宜食用，以免造成食物中毒。

人群须知

豌豆吃多了容易引起腹胀，特别是脾胃虚弱的人不宜多食，以免造成消化不良、腹泻。

食材搭配红绿灯

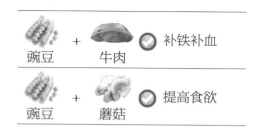

豌豆 + 牛肉 ✅ 补铁补血

豌豆 + 蘑菇 ✅ 提高食欲

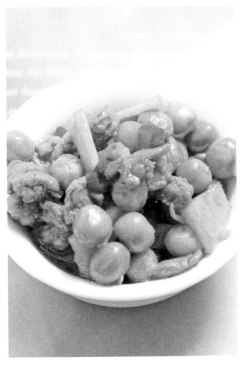

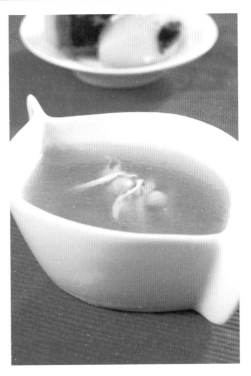

豌豆牛肉粒

材料： 豌豆粒 150 克，牛肉 200 克。

调料： 红椒、蒜片、料酒、生抽各 10
　　　　克，水淀粉 30 克，鸡汤 40 克，
　　　　盐 3 克，姜片、香油各 5 克。

做法：

① 豌豆粒洗净，用沸水焯烫 30 秒，沥
干；红椒切成圈；牛肉洗净，切粒，加
入料酒、盐和水淀粉拌匀腌 15 分钟。

② 油锅烧热，爆香蒜片、姜片和红椒
圈，倒入腌好的牛肉粒翻炒片刻，加
入豌豆粒，调入生抽、鸡汤和水淀粉
翻炒均匀，淋入香油即可。

豌豆鸡丝汤

材料： 鸡胸肉 200 克，豌豆粒 50 克。

调料： 高汤、盐、香油各适量。

做法：

① 鸡胸肉洗净，入锅蒸熟，撕成丝。

② 豌豆粒洗净，焯熟，捞出，沥干。

③ 锅内倒入高汤煮开，放入鸡丝和豌
豆粒稍煮，加盐调味，淋上香油即可。

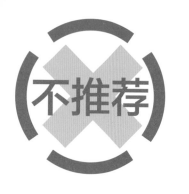

不推荐

经常大量吃十字花科蔬菜

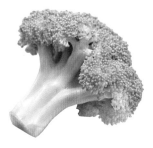

十字花科蔬菜如菜花、甘蓝、西蓝花、油菜、萝卜中含有致甲状腺肿物质——硫氰酸盐，会与碘竞争，影响甲状腺激素的合成，导致垂体分泌促甲状腺激素增加，刺激甲状腺生长，易引发甲状腺结节。

虽然十字花科蔬菜含有致甲状腺肿物质，但含量微少，并不会因为正常饮食摄入就造成甲状腺结节。因此，建议健康人群保证食物多样化，每天摄入蔬菜300~500克，不要经常大量吃某一种十字花科蔬菜。吃十字花科蔬菜时，要烹熟后食用，以减少和破坏其中的致甲状腹肿物质。

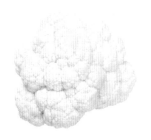

盲目补碘或完全忌碘

碘摄入量过多或者过少，都会导致甲状腺疾病。如果是合并甲亢的甲状腺结节患者，要限碘饮食。甲功正常的甲状腺结节患者，适碘饮食即可。

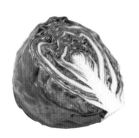
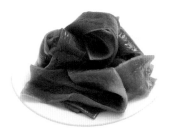
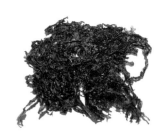

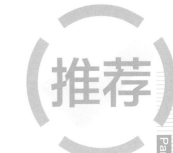

生活调养

慢跑增强身体素质

慢跑简便易行，不需要特殊的场地和器材，适合各个年龄段的朋友。养成良好的慢跑习惯，可以增强身体素质，防病抗病。

具体方法

1. 速度：慢跑的速度通常为每分钟 100~120 米，可根据自己的身体状况，酌情加快或放慢。
2. 时间：一天中跑步的最佳时间在 16：00~18：00。
3. 次数：开始每次 10~15 分钟，在一个月内逐步增至每次 30 分钟，每周 3 次。

注意事项

1. 慢跑时要选择平坦的路面。
2. 不要穿皮鞋或塑料底鞋，在水泥路面慢跑最好穿厚底胶鞋。
3. 如果慢跑后出现食欲缺乏、疲乏倦怠、头晕心慌等情况，必须加以调整，或咨询医生。
4. 跑的速度不宜太快。慢跑时以不觉得难受，不喘粗气，不面红耳赤，能边跑边说话为宜。

垂钓缓解精神焦虑

垂钓可以让人情绪稳定。人在垂钓时，注意力相对集中，会自然而然忘记许多烦心事，保持平和舒畅的心境。并且，水边存在丰富的负氧离子，再加上室外空气清新，这些外部环境也有利于让人心情平静。

参加有益身心健康的活动

甲状腺结节患者如果经常考虑自己的病情，容易产生不良情绪，不利于缓解病情。因此应安排一些有益于身心健康的活动来转移自己的注意力，如参加体育运动、听广播、读书、参加社会公益活动等，使自己的注意焦点从自身的疾病转移到各项有益活动中去，保持良好的精神状态，有利于病情的好转。

吸烟会增加甲状腺结节的发病率。烟草中含有的毒性物质会抑制碘的吸收，使身体内碘的浓度下降导致甲状腺结节的发生。吸烟还会刺激甲状腺激素的转化，抑制外周脱碘酶活性，直接刺激垂体，使促甲状腺激素水平升高，导致甲状腺结节的发生。

所以，不管是否已经患有甲状腺结节，为了身体健康都应该戒烟。

熬夜

长期熬夜会让身体免疫功能失调，甲状腺疾病就会找上门。焦虑、紧张等情绪都是引发甲状腺结节的导火索，长期熬夜也会加重焦虑等情绪问题，因此熬夜与焦虑是一个恶性循环，最终让甲状腺受到伤害，导致甲状腺结节的发生。

所以，养成良好的作息习惯，是预防和缓解甲状腺结节的重要手段。

噪声

噪声对人体健康有着潜在威胁，噪声通过听觉器官传入大脑皮质自主神经中枢，久而久之，就会引起人体自主神经调节功能紊乱，使人情绪压抑、烦躁、焦虑。因此，不管是生活环境还是工作环境，都应该保持安静欢乐的氛围。

药物治疗

观察良性结节，谨防恶性结节

良性小结节

直径：小于 1 厘米。

B 超显示：形态规则、边界清晰、无细小钙化等。

甲状腺功能：正常。

多数甲状腺结节都属于良性小结节，是提醒你要注意身体了，但**无须用药**，无须手术，继续随访观察，6~12 个月复查一次。

激进的良性结节

患者脖子粗大，影响生活质量

炎症反复发作

结节大，压迫器官和周围组织

合并甲减或甲亢

良性结节如果比较激进，会影响甲状腺功能，这时需要遵照医嘱进行治疗，但毕竟还属于良性范畴，不用太过担心和焦虑。

良性转恶性

如果在良性时期不注意防治，也会有 5%~10% 的良性转为恶性，所以在良性期要注意观察，定期复查，一旦发现异样，及早手术。

恶性结节

B 超显示：结节是低回声，形态不规则，边界不清，内部多钙化，纵横比大于 1，生长迅速。

是否属于恶性结节，不应单看结节的大小，而要结合超声检查报告，综合考虑结节形态等。甲状腺癌的侵袭和转移比较缓慢，通过早期手术大多能斩草除根。

> | 科普时间 |
>
> **一句话总结：**甲状腺长了结节是否采取药物等治疗方法，首先要确定结节的性质，根据良、恶性采取不同的处理手段。
>
> 良性结节
> · 推荐6~12个月复查一次
> · 如果结节增大，建议穿刺活检或直接手术
> · 不推荐手术、消融术、放射碘131治疗
> · 不推荐随意服用甲状腺制剂缩小结节
>
> 恶性结节
> · 尽早手术
> · 术后要服用甲状腺制剂

走出误区重点看

1 为什么体检时查出甲状腺结节，但没有任何不适？

一般甲状腺结节没有临床症状，如果结节过大压迫到周围组织，可能会出现声音嘶哑、憋气、呼吸困难、吞咽困难等不适感觉，或者甲状腺结节合并有甲状腺功能异常时会出现相应的临床表现，如合并甲亢时会出现甲亢的症状。

2 超声检查显示甲状腺结节有钙化，是否就是恶性结节？

甲状腺结节的钙化按照大小可以分粗钙化和微钙化两种，粗钙化＞2毫米；微钙化≤2毫米。

超声检查显示：

粗钙化 强光团、片状、弧形或其他不规则形状	**微钙化** 针尖样、颗粒状、点状沙砾样

粗钙化多见于甲状腺良性疾病，微钙化多见于甲状腺恶性疾病，但并不是微钙化就等于恶性结节，只是相对概率较高，确诊需要结合其他指标综合判断。

Part

5

让亢奋的甲状腺安静一下，甲状腺功能亢进调养

甲状腺功能亢进诊断

认识甲状腺功能亢进

甲状腺功能亢进简称"甲亢"，简单理解就是多种原因引起甲状腺合成或释放了过多的甲状腺激素，让甲状腺亢奋了。甲亢发病率比较高，每 100~200 人中就有一个甲亢患者。

甲状腺功能亢进的诱因

遗传因素
部分甲亢患者有甲亢家族史

感染因素
有些细菌病毒会刺激甲状腺组织，诱发甲亢

诱因

精神因素
性格急躁，情绪不稳定，精神压力大，长期抑郁都可能诱发甲亢

药物因素
长期服用含甲状腺激素药物者，会导致药源性甲亢

性别和年龄因素
甲亢患者女性高于男性，中青年女性最容易发生甲亢

饮食环境因素
生活在富碘地区的人或者经常过多食用海产品等高碘食物的人群

甲状腺功能亢进的临床表现

甲亢发病缓慢，一发病通常是全身多系统的症状，如果症状集中在某一系统，很容易与该系统的病症混淆而造成漏诊、误诊，所以要辨清甲亢的主要临床表现。

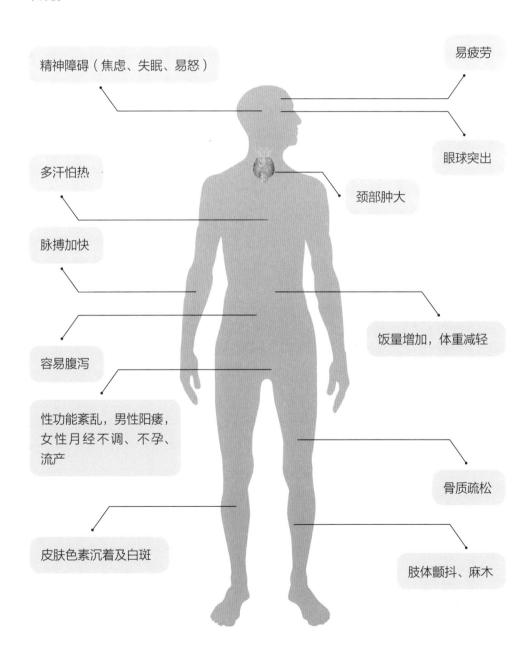

精神障碍（焦虑、失眠、易怒）

易疲劳

多汗怕热

眼球突出

脉搏加快

颈部肿大

容易腹泻

饭量增加，体重减轻

性功能紊乱，男性阳痿，女性月经不调、不孕、流产

骨质疏松

皮肤色素沉着及白斑

肢体颤抖、麻木

甲状腺功能亢进的检查

甲亢只能通过血液检测诊断，检查单上最常见的就是：$TT_3/T_3\uparrow$，$FT_3\uparrow$，$TT_4/T_4\uparrow$，$FT_4\uparrow$，TSH↓，TRAb 正常或↑。这是因为甲亢就是由于甲状腺分泌的 T_3、T_4 过多，所以 TT_3/T_3、FT_3、TT_4/T_4、FT_4 数值是升高的，到一定程度会抑制 TSH 的分泌，即 TSH 降低。也有部分甲亢患者只表现 TT_3/T_3、$FT_3\uparrow$，TT_4/T_4、FT_4 正常，TSH↓。

最全的甲状腺功能检查包括以下指标

英文名	中文名	来自哪里
TSH	促甲状腺激素	脑垂体
TT_3/T_3	血清总三碘甲状腺原氨酸／三碘甲状腺原氨酸	甲状腺
FT_3	游离三碘甲状腺原氨酸	甲状腺
TT_4/T_4	血清总甲状腺素／甲状腺素	甲状腺
FT_4	游离甲状腺素	甲状腺
TPOAb	甲状腺过氧化物酶抗体	免疫系统
TGAb	甲状腺球蛋白抗体	免疫系统
TRAb	促甲状腺素受体抗体	免疫系统

| 科普时间 |

1.抽血检测前一周内如果正在使用其他药物，要尽量停药，如无法停药，要提前告诉医生，避免用药影响甲状腺功能。

2.如果已经接受甲状腺疾病的药物治疗，不需要提前一周停药，抽血当天仍然可以正常用药。

3.抽血当天虽然不需要空腹，但是要避免过度进食，且忌进食大量碳水化合物食物后抽血。

4.如果抽血检查甲状腺功能的同时需要检查肝功能，此时需要空腹抽血，以免影响肝功能的检查结果。

饮食调养

高热量饮食

甲亢患者蛋白质、脂肪和碳水化合物的代谢会加速，并且身体耗氧量和产热都有所增加，如果不注意补充，会导致身体热量摄入不足，出现营养不良。一般来说，甲亢患者的饮食中，每日热量供给应比健康人增加50%~75%。

首先，按公式算出自己的标准体重。

标准体重计算公式：标准体重（千克）＝身高（厘米）－105

然后，再根据公式算出自己的体重指数。

体重指数（BMI）公式：BMI＝现有体重（千克）÷［身高的平方（米^2）］。得出了体重指数后，对照下表来判断自己到底是胖还是瘦。

中国成年人体重指数标准			
消瘦	正常	超重	肥胖
< 18.5	18.5~23.9	24~27.9	≥ 28

算出体重指数后，还要确定自己的劳动强度，再由此确定自己需要的热量标准。劳动强度一般分为五种情况：极轻体力劳动、轻体力劳动、中等体力劳动、重体力劳动和极重体力劳动。

劳动强度级别	分级参考标准
极轻体力劳动	以坐着为主的工作，如会计、秘书等办公室工作
轻体力劳动	以站着或少量走动为主的工作，如教师、售货员等
中等体力劳动	如学生的日常活动等
重体力劳动	如体育运动、非机械化农业劳动等
极重体力劳动	如非机械化的装卸、伐木、采矿、砸石等

最后，查出每日每千克标准体重需要的热量，根据公式算出每日所需总热量。

每日总热量＝标准体重（千克）×每日每千克标准体重需要的热量（千卡）

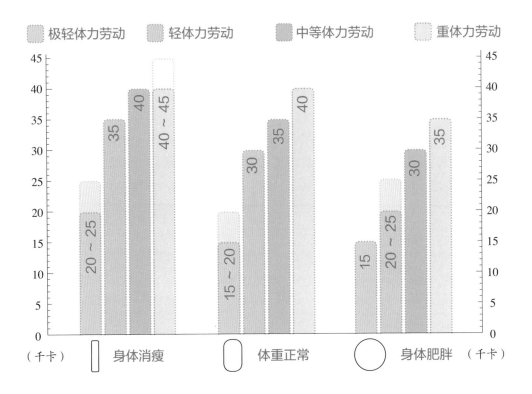

图例数据：

身体消瘦（千卡）：极轻体力劳动 20~25，轻体力劳动 35，中等体力劳动 40，重体力劳动 40~45

体重正常：极轻体力劳动 15~20，轻体力劳动 30，中等体力劳动 35，重体力劳动 40

身体肥胖（千卡）：极轻体力劳动 15，轻体力劳动 20~25，中等体力劳动 30，重体力劳动 35

例如：王先生，58 岁，身高 170 厘米，体重为 85 千克，从事办公室工作。

标准体重（千克）：170 － 105=65 千克

体重指数（BMI）：$85 \div 1.7^2 \approx 29.41$，属于肥胖。

从事办公室工作的劳动强度级别属于极轻体力劳动，所以王先生可从图标中查找出他每日每千克标准体重需要的热量是 15 千卡。

每日总热量：$65 \times 15 = 975$ 千卡，如果王先生患有甲亢，就需要在此基础上增加 50%~75% 千卡热量，也就是 1462.5~1706.25 千卡。

高蛋白质饮食

甲亢患者通常伴有消瘦、肌肉萎缩等症状，需要额外补充蛋白质，每天蛋白质的供给量应根据自己的体重来计算，保证每千克体重补充 1.5 克以上的蛋白质，其中，优质蛋白质的供应量在 60% 以上。如体重为 65 千克的甲亢患者，应每日补充蛋白质 97.5 克以上，其中优质蛋白质要达到 58.5 克以上。富含优质蛋白质的食物有瘦畜肉、去皮禽肉、大豆及豆制品、奶类及奶制品、低碘鱼类等。

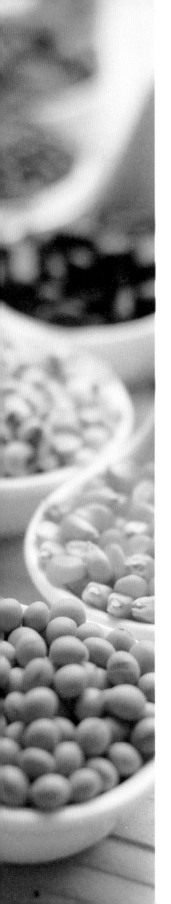

高维生素饮食

甲亢患者代谢快、消耗大，肠蠕动增加，排尿增加，B 族维生素、维生素 A、维生素 C 等多种维生素的消耗量明显增多。因此，甲亢患者应增加维生素的供应量，特别是水溶性维生素。

适量增加碳水化合物的摄入

充足的碳水化合物可以提供充足的热量，还可使蛋白质发挥其特有的生理功能，但是由于甲亢患者会出现类似糖尿病样的血糖变化，所以膳食中应适量增加碳水化合物的摄入，而不是完全通过增加碳水化合物来提供热量。

通常应保证每日碳水化合物的供给量占总热量的 60%~65%，同时要控制摄入生糖指数高的食物，如减少一部分精制米面类主食，加入粗杂粮及南瓜、土豆、山药等富含淀粉的蔬菜，以平稳血糖。

适量补充钙、磷

甲亢会导致骨骼的更新率加快，出现骨质脱钙、骨质疏松等症，所以每日补充足量的钙、磷、钾等矿物质十分必要，尤其是症状长期得不到控制的患者及老年甲亢患者。富含钙、磷的食物有牛奶、酸奶、奶酪、果仁等。另外，补充维生素 D 有助于促进钙、磷等矿物质的吸收。

多喝水

由于甲亢患者的基础代谢加快，出汗增多，容易导致体内水和矿物质过度流失，因此甲亢患者应该多喝水，及时补充身体丢失的水分。

推荐

牛肉

营养关键词： 优质蛋白质、铁、锌

推荐食量： 每日 40~75 克

营养含量

热量	125 千卡
蛋白质	19.9 克
脂肪	4.2 克
碳水化合物	2.0 克
铁	3.3 毫克
烟酸	5.6 毫克
锌	4.7 毫克

每 100 克可食部含量

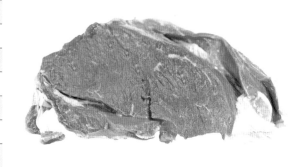

推荐理由

牛肉富含优质蛋白质，容易被身体吸收，能很好地为甲亢患者补充营养和热量。同时，牛肉中富含锌，有利于甲亢患者病情的好转和恢复。

健康饮食指导

1. 牛肉宜横切，将长纤维切断，这样不仅易入味，也容易消化。
2. 吃牛肉的时候可以喝一杯橙汁或酸梅汤，有利于营养吸收。
3. 烹制牛肉时放一个山楂、一块橘皮或者一点茶叶，可以使牛肉更容易熟烂。

人群须知

老人、幼儿及消化能力较弱的人，疮疡、湿疹患者慎食。

食材搭配红绿灯

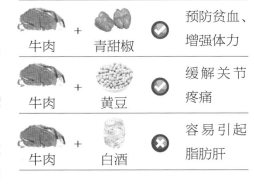

牛肉	+ 青甜椒	✅	预防贫血、增强体力
牛肉	+ 黄豆	✅	缓解关节疼痛
牛肉	+ 白酒	❌	容易引起脂肪肝

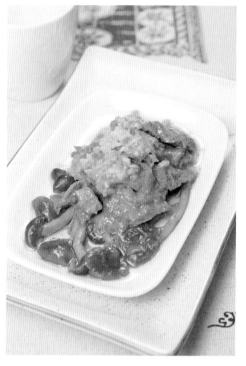

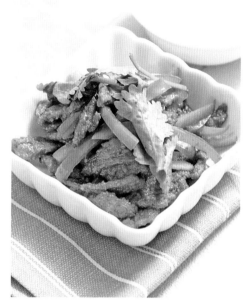

茶树菇蒸牛肉

选择无碘盐

材料： 牛肉 150 克，干茶树菇 30 克。

调料： 料酒 4 克，盐、蚝油各 3 克，胡椒粉、姜末、蒜蓉、水淀粉各 5 克。

做法：

① 牛肉洗净，切薄片，加料酒、胡椒粉、蚝油、姜末、水淀粉腌渍 10 分钟。

② 干茶树菇泡发，洗净，放盘中，撒少许盐拌匀。

③ 将牛肉片放在茶树菇上，再铺一层蒜蓉，入沸水锅大火蒸 25 分钟即可。

沙茶牛肉

选择无碘盐

材料： 牛肉 300 克，青甜椒 100 克。

调料： 沙茶酱 30 克，淀粉、料酒各 15 克，蚝油、盐各 3 克，香菜段、姜末各适量。

做法：

① 牛肉洗净，切片，加料酒、盐、蚝油、淀粉腌入味；青甜椒洗净，去子，切丝。

② 油烧至六成热，放牛肉片炒至变色，盛起；留底油，爆香姜末，放入青甜椒丝翻炒，加牛肉片快速翻炒，再加沙茶酱炒匀，撒香菜段即可。

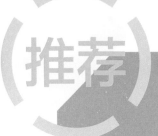

黑豆

营养关键词：优质蛋白质、碳水化合物、钙

推荐食量：每日 40 克

营养含量

热量	401 千卡
蛋白质	36.0 克
脂肪	15.9 克
碳水化合物	33.6 克
膳食纤维	10.2 克
磷	500 毫克
钙	224 毫克

每 100 克可食部含量

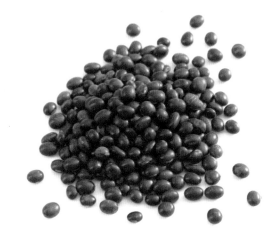

推荐理由

黑豆能为甲亢患者提供优质的蛋白质和碳水化合物，进而提供充足的热量。黑豆还能为甲亢患者补充钙、磷，起到强化骨骼的作用。

健康饮食指导

1. 黑豆宜煮着吃，也可打成豆浆饮用，这样能更好地吸收黑豆中的营养。
2. 黑豆烹饪前最好浸泡 2~3 小时，易熟、易入味。
3. 炒黑豆多食易上火，不宜多食。

人群须知

1. 黑豆嘌呤含量较高，痛风患者应少吃或不吃。
2. 黑豆不易消化，消化不良者慎食。

食材搭配红绿灯

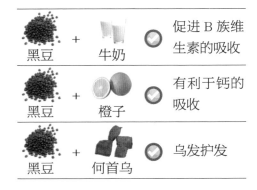

黑豆	+ 牛奶	✓	促进 B 族维生素的吸收
黑豆	+ 橙子	✓	有利于钙的吸收
黑豆	+ 何首乌	✓	乌发护发

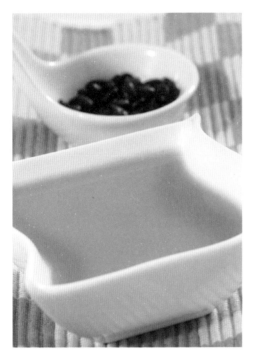

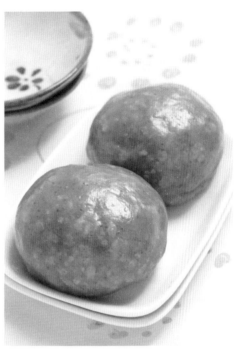

糯米黑豆豆浆

材料： 黑豆50克，糯米25克。

调料： 冰糖适量。

做法：

① 黑豆用清水浸泡8~12小时，洗净；糯米淘洗干净，用清水浸泡2小时。

② 将上述食材一同倒入全自动豆浆机中，加水至上下水位线之间，按下"豆浆"键，煮至豆浆机提示豆浆做好，过滤后加冰糖搅拌至化即可。

小提示： 若患者血糖控制不佳，不宜放冰糖。

黑豆渣馒头

材料： 黑豆渣100克，面粉300克，玉米面50克，酵母6克。

做法：

① 将黑豆渣、面粉、玉米面和酵母加温水和成面团，覆上保鲜膜置于温暖湿润处，发酵至呈蜂窝状为止。

② 取出面团，揉搓成圆柱状，用刀切成小块，揉成圆形或方形馒头坯。

③ 蒸锅水开后将馒头放在屉布上，中火蒸20分钟即可。

小提示： 若患者经常腹泻，可减少黑豆渣的量，增加面粉的比例。

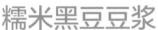

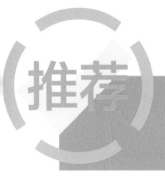

推荐

丝瓜

营养关键词： 胡萝卜素、维生素 C

推荐食量： 每日 100~150 克

营养含量

热量	20 千卡
蛋白质	1.0 克
脂肪	0.2 克
碳水化合物	4.0 克
膳食纤维	0.6 克
维生素 C	5.0 毫克
胡萝卜素	90 微克

每 100 克可食部含量

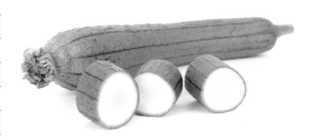

推荐理由

丝瓜含有维生素 C、胡萝卜素等多种维生素，有助于保持甲亢患者体内维生素的供应量。

健康饮食指导

1. 丝瓜汁水丰富，宜现切现做，以免营养成分随汁水流失。
2. 丝瓜的味道清甜，烹煮时不宜加酱油和豆瓣酱等口味较重的调味料，以免抢味。

人群须知

脾胃虚寒、大便溏薄者尽量少吃。

食材搭配红绿灯

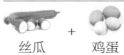 丝瓜	+	鸡蛋 ✓	清热解毒、滋阴润燥
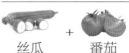 丝瓜	+	番茄 ✓	清热利尿、降压护心

连小兰甲状腺养护饮食升级版

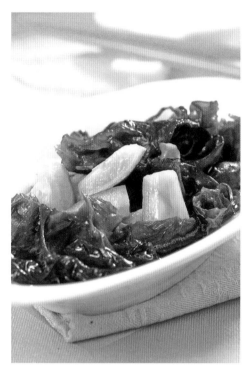

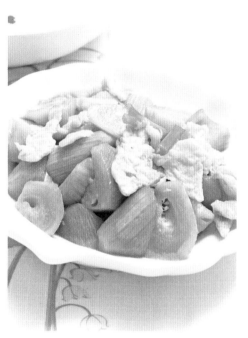

木耳烩丝瓜

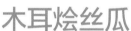
选择无碘盐

材料：丝瓜 250 克，水发木耳 30 克。

调料：葱花、花椒粉、盐各适量。

做法：

① 木耳洗净，撕成小片；丝瓜刮去老皮，洗净，切滚刀块。

② 锅内倒入植物油烧至七成热，加入葱花、花椒粉炒香，将丝瓜块和木耳倒入锅内翻炒至熟，用盐调味即可。

丝瓜炒鸡蛋

选择无碘盐

材料：丝瓜 200 克，鸡蛋 2 个。

调料：盐、葱段各适量。

做法：

① 丝瓜去皮洗净，切滚刀块，放入开水中焯一下；鸡蛋打散。

② 锅中放油，将鸡蛋炒熟后盛出备用。

③ 另起锅，爆香葱段，加入焯过水的丝瓜块，加盐翻炒 30 秒，加入炒好的鸡蛋，翻炒均匀即可。

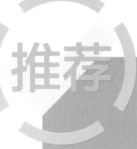

土豆

营养关键词： 碳水化合物、维生素 B₁、钾

推荐食量： 每日 100 克

营养含量

热量	77 千卡
蛋白质	2.0 克
脂肪	0.2 克
碳水化合物	17.2 克
膳食纤维	0.7 克
维生素 B₁	0.59 毫克
钾	342 毫克

每 100 克可食部含量

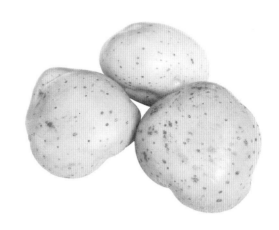

推荐理由

土豆能为甲亢患者提供碳水化合物，保持身体的热量供给。同时，土豆中富含钾，有利于平衡身体钾钠水平，缓解水肿、烦燥等。

健康饮食指导

1. 土豆宜蒸、煮、炒食，避免油炸，以免摄入过多油脂。
2. 发芽或未成熟的土豆不可食用。
3. 削土豆时不宜削得太狠，刮掉薄薄一层即可，因为土豆皮下面的汁液中含有丰富的营养物质。

人群须知

高血压患者宜适当多食土豆，有助于平稳血压。

食材搭配红绿灯

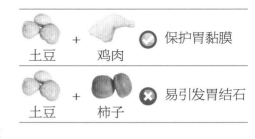

土豆 ＋ 鸡肉 ✓ 保护胃黏膜

土豆 ＋ 柿子 ✗ 易引发胃结石

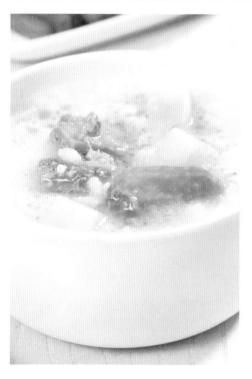

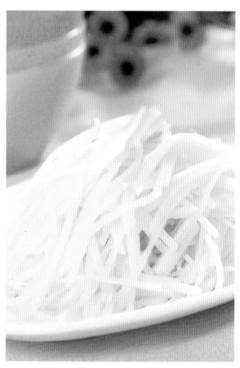

土豆鸡肉粥

选择无碘盐

材料： 鸡肉50克，土豆、大米各100克。

调料： 盐适量。

做法：

① 将大米淘洗干净，浸泡备用；鸡肉洗净，切块，焯水；土豆洗净，去皮，切块待用。

② 锅中加水煮沸，放入鸡块，小火煮20分钟，捞出沥干；把大米、土豆块倒入鸡汤锅中，煮沸后用小火熬至黏稠，放入鸡块加盐，略煮即可。

醋熘土豆丝

选择无碘盐

材料： 土豆500克。

调料： 醋、盐、葱段、花椒各适量。

做法：

① 土豆洗净去皮，切细丝，放入凉水中浸泡5分钟，沥干水分。

② 锅内放油烧热，爆香花椒，立即倒入土豆丝，翻炒几下，放入醋、盐，继续翻炒至土豆丝将熟时加入葱段，拌匀即可盛出。

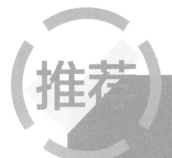

推荐 山药

营养关键词： 植物多糖、黏液蛋白、碳水化合物

推荐食量： 每日 100 克

营养含量

热量	57 千卡
蛋白质	1.9 克
脂肪	0.2 克
碳水化合物	12.4 克
膳食纤维	0.8 克
钾	213 毫克

每 100 克可食部含量

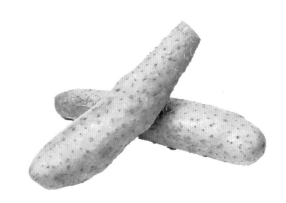

推荐理由

山药富含植物多糖、黏液蛋白，可调节人体免疫力，帮助甲亢患者强体补虚。同时山药也是甲亢患者摄取碳水化合物、补充热量的良好来源。

健康饮食指导

1. 同一品种山药，须毛越多的越好，这种山药口感更面，植物多糖含量更丰富。
2. 山药皮中含有植物碱，会引起皮肤过敏发痒，去皮时不宜直接接触，最好戴手套。

人群须知

山药有收涩、通便的双重作用，大便干燥者、燥热体质者和肠胃易胀气者不宜过多食用。

食材搭配红绿灯

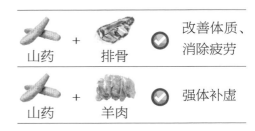

山药	+	排骨	✅	改善体质、消除疲劳
山药	+	羊肉	✅	强体补虚

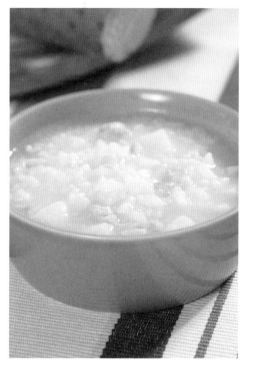

鸡肉山药粥

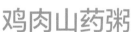

材料： 大米 80 克，鸡胸肉 50 克，山药 100 克。

调料： 盐 2 克，葱末 3 克，料酒少许。

做法：

① 大米淘洗干净；鸡胸肉洗净，切碎；山药洗净，去皮，切丁。

② 砂锅置火上，将鸡肉碎和大米放入锅里煮至熟烂，然后放入山药丁，煮至熟软，加盐、料酒调味，撒上葱末即可。

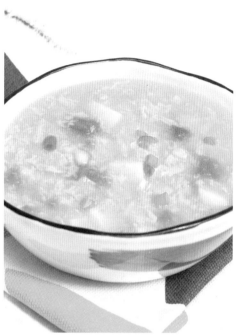

山药胡萝卜玉米羹

选择无碘盐

材料： 玉米 150 克，山药、胡萝卜各 80 克，鸡蛋 1 个。

调料： 水淀粉适量，葱花 5 克，盐 3 克。

做法：

① 玉米洗净，剥粒，捣成酱状；山药洗净，去皮，切小块；胡萝卜洗净，去皮，切丁；鸡蛋磕开，打散。

② 锅中倒适量清水烧开，加入山药块、胡萝卜丁煮沸，加入玉米酱煮熟，用水淀粉勾芡，缓缓倒入蛋液，待煮沸后加盐调味，撒入葱花即可。

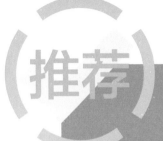

苹果

营养关键词： 膳食纤维、钾

推荐食量： 每日 100~200 克

营养含量

热量	54 千卡
蛋白质	0.2 克
脂肪	0.2 克
碳水化合物	13.5 克
膳食纤维	1.2 克
维生素 E	2.1 毫克
钾	119 毫克

每 100 克可食部含量

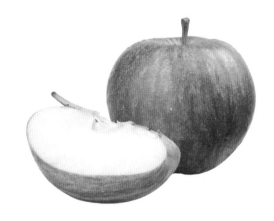

推荐理由

　　甲亢患者代谢快、消耗大、排尿增加，维生素、矿物质的消耗量明显增多，而苹果可以为甲亢患者补充维生素和矿物质。同时，苹果中含有的膳食纤维可以帮助人体清除体内的垃圾，减少血液中的胆固醇含量。

健康饮食指导

　　饭后不宜立即吃苹果，不利于消化。苹果在饭前 1 小时或饭后 2 小时吃最为合适。

人群须知

　　胃寒者、糖尿病患者不宜多食。

食材搭配红绿灯

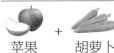 苹果	+	胡萝卜	健脾胃、助消化
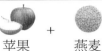 苹果	+	 燕麦	缓解便秘

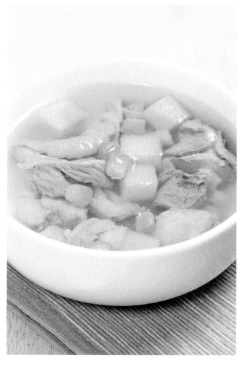

苹果玉米鸡腿汤

选择无碘盐

材料： 苹果、玉米粒、鸡腿肉各 100 克。

调料： 姜片 3 克，盐少许。

做法：

① 鸡腿肉去皮，切丁，焯一下；苹果洗净，去皮、去核，切丁；玉米粒洗净备用。

② 锅置火上，倒入适量清水，然后放入鸡腿丁、玉米粒、苹果丁和姜片，大火煮沸，再转小火煲 40 分钟，调入盐即可。

胡萝卜苹果汁

材料： 苹果 150 克，胡萝卜 50 克。

做法：

① 苹果洗净，去皮、去核，切丁；胡萝卜洗净，去皮，切丁。

② 将苹果丁、胡萝卜丁放入果汁机中，加入适量饮用水搅打均匀即可。

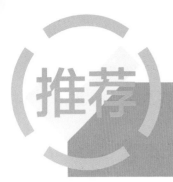

推荐 牛奶

营养关键词： 优质蛋白质、钙
推荐食量： 每日 250~300 克

营养含量

热量	54 千卡
蛋白质	3.0 克
脂肪	3.2 克
碳水化合物	3.4 克
钙	104 毫克
钾	109 毫克

每 100 克可食部含量

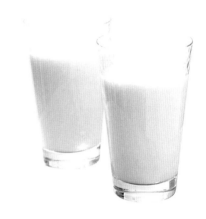

推荐理由

牛奶可为甲亢患者补充优质蛋白质，同时牛奶中富含易被身体吸收、利用的钙，可帮助甲亢患者强健骨骼，预防骨质疏松。

健康饮食指导

1. 牛奶宜放在阴凉干燥处，如果光照时间太长，会破坏牛奶中的维生素。
2. 牛奶不宜长时间高温加热，否则营养价值会降低。

人群须知

胃切除、胆囊炎及胰腺炎患者不宜食用。

食材搭配红绿灯

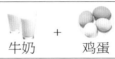 牛奶	+ 鸡蛋	✓	补充优质蛋白质
牛奶	+ 燕麦	✓	可降低糖尿病并发心脑血管疾病的发病率

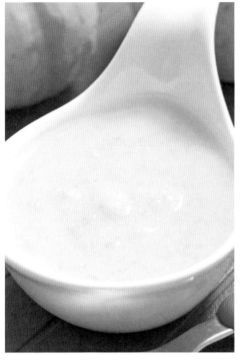

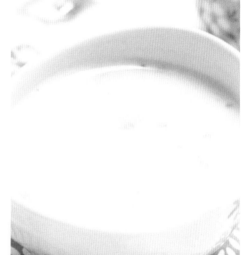

牛奶南瓜羹

材料： 牛奶 200 克，南瓜 100 克。

做法：

① 南瓜去皮、去子，切成小块，上锅蒸熟，凉凉，捣成泥状。

② 将南瓜泥倒入小锅中，倒入牛奶搅拌均匀，小火烧开即可。

花生核桃奶糊

材料： 牛奶 250 克，米粉 50 克，花生米、核桃仁各 10 克。

做法：

① 花生米、核桃仁洗净。

② 用牛奶将米粉调匀，然后将调好的米粉、花生米、核桃仁倒入全自动豆浆机中，加水至上下水位线之间，按下"米糊"键，直至豆浆机提示米糊做好即可。

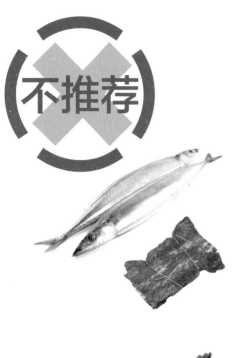

不推荐

含碘丰富的食物

　　碘是甲状腺激素合成的必需原料。甲亢患者一旦摄入过多的碘，会使甲状腺激素分泌增多，导致甲状腺组织硬化，延长药物治疗时间，研究发现，过量摄入碘会使甲亢治愈率下降。摄入过多的碘还可能诱发各种并发症，因此日常饮食中应限制碘的摄入，除了碘盐外，高碘海产品等食物也要警惕。

辛辣食物、提神饮料

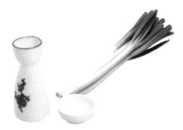

　　甲亢患者应避免食用刺激性食物如生葱、大蒜、辣椒等，这些会使高度兴奋的身体代谢功能更加亢进。很多甲亢患者会有心率过快等症状，更应该禁止饮用提神饮料、酒等。

经常过多食用富含膳食纤维的食物

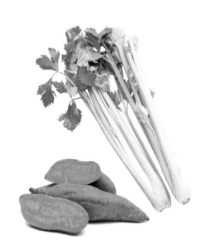

　　甲亢患者的甲状腺激素分泌增多时，消化功能增强，同时胃肠蠕动也会加快，排便次数会增多。而膳食纤维摄入过多会增加排便次数，还会加速营养物质的流失，对甲亢患者的健康不利。因此，甲亢患者不宜经常食用富含膳食纤维的食物。一般口感略粗糙的食物含有比较丰富的膳食纤维，应慎重选用，或注意烹饪方式。

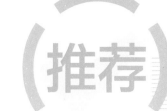

生活调养

保护眼睛，防止眼部并发症

有突眼症状的甲亢患者应注意眼部的保护。首先要避免用眼过度，不熬夜。出门最好佩戴墨镜，避免眼睛受到强光刺激和灰尘的侵害。睡觉时垫高头部，以便减轻眼部肿胀，如果眼睛闭合不全，睡觉时使用眼罩。如果眼睛有异物感、感觉不适，不能用手直接揉眼，可以做转动眼球等运动。定期去医院做检查，避免并发症的发生。

另外，饮食中要限制钠盐的摄入，以减轻球后水肿。

甩甩手，促进血液循环和新陈代谢

通过甩手，可以帮助活络全身血液，血液畅通能让全身营养物质更好地滋养五脏器官，帮助舒缓亢进的甲状腺。根据自己的身体情况，每天锻炼 20~40 分钟。

1 全身肌肉放松，自然站立，两臂下垂，双脚分开与肩同宽，双肩下沉，眼睛平视前方。

2 以腰腿用力带动双臂有规律地前后摆动，不能只单纯甩两臂。摆动幅度以大拇指不超过脐部、小拇指外缘不超过臀部为宜。

运动宜忌

☑ 全身要放松，尤其是肩臂和手部。

☑ 甩手时要根据自己的体力掌握次数和速度，由少到多，循序渐进。

☑ 甩手时呼吸要自然，用腹式呼吸效果更好，唾液多时咽下。

☑ 动作完成后，保持站立姿势 2 分钟，做放松活动。

☒ 烦躁、生气、饥饿或饱食时禁止练习。

不推荐

情绪波动大，暴躁、发怒

甲亢患者由于病情的影响，极易激动，所以保持平稳的情绪对甲亢患者的病情恢复很有好处。平时应注意调节自己的心情，保持良好而平稳的情绪状态，尤其应该避免不良的精神刺激，以免加重病情。

同时，要学会舒缓压力。由于现代社会生活节奏快、工作压力大，长期精神紧张很容易导致内分泌失调，甲状腺激素释放增多，精神压力和情绪不稳定就成为引发甲亢的诱因。

过度用眼

甲亢患者常常伴有突眼症状，很容易出现视疲劳，因此，甲亢患者应避免长时间盯看电子屏幕，如电视、电脑、手机等，要减少用眼，避免眼部过度疲劳。

吸烟、喝酒

患有甲亢时，会引起全身各个系统、组织、器官代谢功能增高，最常见的是神经、循环、消化系统的功能亢进，而烟酒对身体许多器官、组织有明显的兴奋和刺激作用，久而久之会加重病情。同时，吸烟不利于甲状腺相关性眼病的治疗，会延长治疗时间、降低治疗效果。

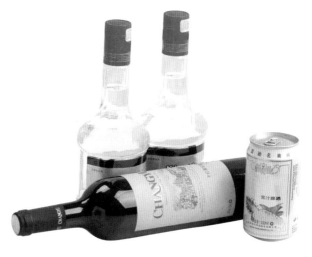

因此，无论是对甲亢本身病情的变化还是治疗效果，吸烟喝酒都会对其产生不利影响。所以，甲亢患者应该戒烟酒。

药物治疗

选对主药和辅药

硫脲类和咪唑类

目前使用最广的治疗甲亢的药物，既能抑制甲状腺激素的生成又能改善免疫功能。硫脲类有丙硫氧嘧啶、甲硫氧嘧啶等；咪唑类有甲巯咪唑、卡比马唑等。其中丙硫氧嘧啶可以作为重症甲亢和甲亢危象的首选药。

碘化物

碘化物包括复方碘液和碘化钠，能抑制甲状腺激素的释放，迅速减轻甲状腺毒症，常用于甲亢危象。

碳酸锂

主要用于甲亢合并白细胞减少患者以及放射碘 131 治疗前的准备。该药存在不良反应，如精神抑郁、肾小管损害等。

主药

治疗心脏病症状的药物

常用于治疗甲亢初期，缓解心悸、精神紧张、多汗等症状。

镇静剂

如地西泮，缓解紧张、焦虑、失眠等症状。

糖皮质激素

如泼尼松，缓解重症甲亢症状。

辅药

甲状腺片或优甲乐（即左甲状腺素钠片）

常用于药物减量阶段和维持阶段，可避免甲状腺肿和突眼加重。

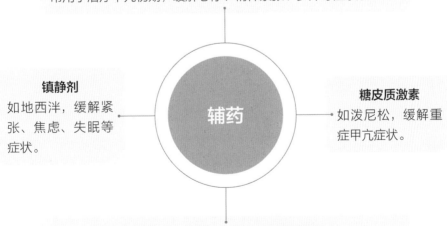

甲亢药物治疗分三期

控制期

开始治疗时，按医嘱剂量服用甲巯咪唑或者丙硫氧嘧啶。2周后甲状腺激素水平会有所下降，2~3个月后甲亢症状能得到有效控制。

减量期

甲亢症状得到控制后，需要及时减量，每2~4周减量一次，每次减量至原来药量的1/4~1/3，整个减量期需持续2~4个月。

维持期

甲状腺功能维持在正常范围时，仍然需要坚持服药1~2年。最后是否停药应遵医嘱。

在用丙硫氧嘧啶治疗时，需 6~8 小时用一次药

丙硫氧嘧啶在肝脏中的代谢较快，在体内的药效时间较短，服药间隔时间短。一般情况采用 6~8 小时的吃药间隔，如果每天服药 3 次，建议安排在上午 7 点、下午 3 点和晚上 11 点。

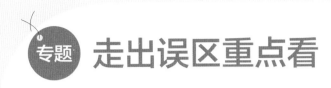

专题 走出误区重点看

1 甲亢患者能不能吃碘盐？

甲亢患者如果摄入大量的碘，甲状腺会变硬，用药剂量会增大，不利于甲亢的治疗，因此甲亢患者应避免食用碘盐，但是不等于完全不需要摄入碘。甲亢患者虽然功能亢进，但仍然需要甲状腺激素，因此需要制造甲状腺激素的原料——碘。

所以，甲亢患者要选择无碘盐，同时仍然需要从其他食物中摄入碘，但饮食中要忌高碘食物如海带、紫菜等。

2 眼球突出一定和甲亢有关吗？

突眼有内分泌型突眼和非内分泌型突眼之分，甲亢导致的突眼属前者，但突眼并不一定就是甲亢。眼睛的某些局部病变如眼球后出血、眼静脉血栓等，还有全身性疾病也可能造成突眼，如肝硬化、慢性肺部疾病、近视等，这些都属于非内分泌型突眼，进行甲状腺功能检查时一般都是正常的。

3 什么是"碘脱逸现象"？

甲亢患者在治疗过程中，如果吃了高碘食物或服用含碘药物，甲亢症状可能会暂时得到改善，但是两三周后，甲亢病情反而加重，这就是碘脱逸现象的表现。所以，一般甲亢在药物治疗时要避免使用含碘药物、忌吃高碘食物。

4 为什么老年人患有甲亢更危险？

一般甲亢患者常会表现出多食易饥、消瘦、容易出汗、眼突、心慌乏力、烦躁易怒等症状，但是甲状腺也会随着年龄的增长而逐渐萎缩，功能会随之下降。所以老年人患甲亢后，虽然甲状腺激素的分泌增加，但是对甲状腺激素的反应能力减弱了，因此老年人患甲亢所表现出的症状就不那么明显了，初期很容易被忽视，而身体仍然处于甲亢状态，长期得不到治疗容易发生危险。因此，建议老年人定期体检时最好检查一下甲状腺。

5 碘盐防辐射吗？

有人说"碘盐防辐射"，并给出了看起来很科学的理论：通过食用碘盐让身体中的碘饱和，这样在接触放射性碘的时候使其无法在甲状腺沉积，因此可避免辐射伤害。碘盐真的防辐射吗？

单从让身体中的碘饱和这一点就不科学。国家规定碘盐标准中碘含量上限是30毫克／千克，想要达到饱和状态至少每人每天要食用4千克以上的碘盐，完全超出身体的承受范围。所以用碘盐防辐射不科学。

6 甲亢会让人脱发吗？

甲亢患者脱发是内分泌紊乱所致，和甲状腺抗体有关，关键要抓紧治疗甲亢本身，如果甲亢得到了控制，头发就会重新生长出来。

7 甲亢时心悸就是甲亢性心脏病吗？

甲亢患者由于甲状腺激素分泌过多对心血管会有这几方面影响：增加心肌耗氧量；增强儿茶酚胺对心肌的作用；对全身代谢的兴奋作用使身体组织需氧量增加，因此会出现一系列心血管症状，如心悸、胸闷、气短，所以心悸是甲亢影响心血管所表现出来的一种症状，并不能说明就是心脏病。

但是如果甲亢病情发展下去，心脏负荷进一步加重，则可能引发甲亢性心脏病。

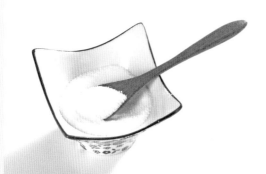

帮一把衰弱的甲状腺，甲状腺功能减退的调养

甲状腺功能减退诊断

认识甲状腺功能减退

甲状腺功能减退又称"甲减"，与甲亢正好相反，是体内甲状腺激素分泌不足导致全身新陈代谢减退的疾病表现，其实甲减不是单纯的一种疾病，是一组由多种原因引发的具有共同病理基础的疾病群。

甲状腺功能减退的临床表现

甲减一般不会导致死亡，但是由于甲减患者的代谢低减，身体各方面动力都不足，会严重影响身体健康和生活质量。了解甲减的临床表现有助于及时发现，及早治疗。

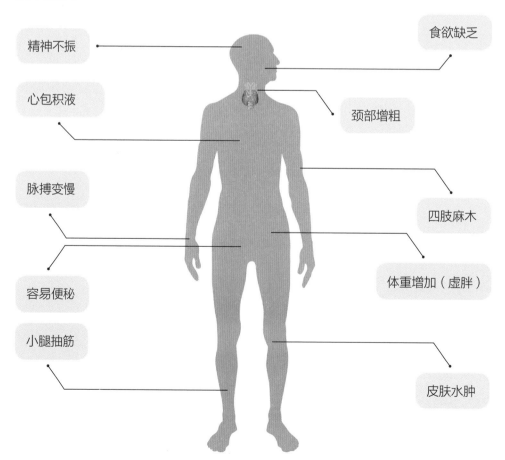

精神不振

心包积液

脉搏变慢

容易便秘

小腿抽筋

食欲缺乏

颈部增粗

四肢麻木

体重增加（虚胖）

皮肤水肿

甲状腺功能减退的诱因

原发性甲减

原发性甲减比较常见，是因为甲状腺自身缺陷所致，以桥本甲状腺炎导致的甲减最为常见。原发性甲减甲状腺激素低下程度比继发性甲减更为严重，需要补充的甲状腺激素剂量更多。

桥本甲状腺炎导致的甲减　　　　甲状腺手术后甲减　　　　先天性甲状腺发育不全

甲状腺过氧化物酶障碍　　　甲亢放射碘 131 治疗后，药物致甲减　　　碘缺乏

继发性甲减

垂体促甲状腺激素缺乏　　　　下丘脑促甲状腺激素释放激素缺乏

甲状腺激素抵抗致甲减

非常罕见，需要在有经验的专科医生指导下用药。

| 科普时间 |

甲减、甲低、钾低

"甲减"和"甲低"都是甲状腺功能低下的简称；"钾低"则是血液中钾离子低于正常值，是低钾血症的简称。

"钾低"听起来和"甲低"一样，却是两种完全不同的疾病，治疗手段也不同，所以为了区分清楚，甲状腺功能减退常用"甲减"称之。

甲状腺功能减退的检查

血清甲状腺激素和血清促甲状腺激素

血清 TSH 增高，T_4、FT_4 降低是诊断甲减的必备指标。亚临床甲减时仅有血清 TSH 增高，T_3、T_4 正常；病情严重时 T_3 和 FT_3 减低。

甲状腺自身抗体

血清 TPOAb（甲状腺过氧化物酶抗体）和 TGAb（甲状腺球蛋白抗体）阳性，由于自身免疫性甲状腺疾病所致甲减。

TRH 兴奋试验

主要鉴别原发性甲减和中枢性甲减。经脉注射促甲状腺激素释放激素（TRH）后，看血清 TSH 反应，不增高是垂体性甲减；延迟增高是下丘脑性甲减；在增高值上进一步增高是原发性甲减。

| 科普时间 |

亚临床甲减

亚临床甲减是介于甲状腺功能正常和甲减之间的轻微甲状腺疾病，可以在任何年龄段发病，尤其多见于中老年人群。血清促甲状腺激素（TSH）是诊断亚临床甲减最敏感的指标，3个月内连续2次测定TSH大于正常值，同时血清游离甲状腺素（FT_4）在正常范围内，才可以诊断为亚临床甲减。亚临床甲减会引起血脂异常，促进动脉粥样硬化的发生、发展，所以心血管疾病患者要特别注意。

甲减最怕出现甲减危象

当甲减病情极其严重时出现的甲减危象，死亡率很高。甲减危象也称黏液性水肿昏迷，诱因多是严重的全身性疾病、甲状腺激素替代治疗中断、寒冷、手术、麻醉、使用镇静药物等，可能在天气寒冷的时候突然发病，因此**甲减患者一定要注意保暖**。

甲减患者一旦出现体温常常低于35℃，伴有呼吸缓慢、嗜睡、血压下降、四肢肌肉松弛、心跳过缓，甚至昏迷、休克，要及时送医院治疗。

连小兰甲状腺养护饮食升级版

饮食调养

饮食宜"三高一控制"

甲减患者的饮食调理可以直接影响治疗效果，所以合理选择食物很重要，建议按照"三高一控制"的饮食原则安排三餐。

高热量

甲减患者基础代谢低下，大多畏寒怕冷，需要摄入充足的高热量食物以保证身体的热量供给。谷薯类食物含有丰富的碳水化合物，可以提供丰富的葡萄糖，属于高热量食物。

高蛋白质

丰富的蛋白质可以改善全身的营养状况，特别是有黏液性水肿的甲减患者更应该多食用优质蛋白质，来提高血浆蛋白水平，减少水肿。蛋、奶、瘦肉、豆类是富含优质蛋白质的良好食物来源，可以适量食用。

高维生素

甲减患者容易缺乏多种维生素，适量多吃富含多种维生素的蔬菜、水果，可以辅助治疗甲减。

控制脂肪摄入

虽然脂肪能满足甲减患者对高热量的需求，但是甲减患者常有血脂异常，所以要低脂饮食。

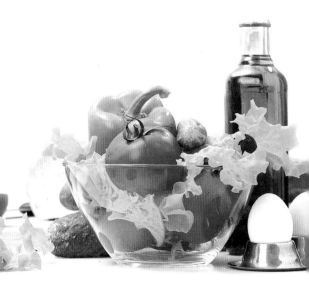

适量增加补铁、补血食物的摄入

甲减患者容易发生贫血，因为甲状腺激素缺乏会影响骨髓造血，促红细胞生成素分泌减少，而且会影响胃酸分泌，胃酸缺乏会让人食欲下降，阻碍与造血有关的铁、维生素 B_{12} 的吸收，特别是女性甲减患者，会出现月经异常、经量多、失铁、失血过多，最终造成贫血。所以，甲减患者在日常饮食中要适当多吃一些补铁、补血的食物，缓解贫血症状。

铁元素分两种，血红素铁和非血红素铁，前者多存在于动物性食物中，后者多存在于蔬果和全麦食品中。血红素铁更容易被人体吸收，因此，补铁应该首选动物性食物，比如牛肉、动物肝脏、动物血、鱼类等。

适量补充富含维生素 A 的食物，改善肤色苍白、蜡黄

甲状腺激素缺乏会使类胡萝卜素转化为维生素 A 的功能减弱，导致血液中类胡萝卜素含量升高，加上贫血肤色苍白，甲减患者的皮肤会呈现蜡黄、粗糙、干燥、无光泽。因此，平时要注重补充维生素 A。

维生素 A 只存在于动物性食物中，如动物肝脏、肉类等不但维生素 A 含量丰富，而且其中的维生素 A 能直接被人体吸收，是维生素 A 的良好来源。

适量补碘，同时少吃盐

碘缺乏引起的甲减患者，甲状腺功能低下，对碘的摄取能力下降，因此甲减患者需要适当增加碘的摄入，除了从碘盐中摄取，还可从含碘丰富的食物中摄取，如海带、紫菜等。

胡萝卜

营养关键词： 胡萝卜素

推荐食量： 每日 100~150 克

营养含量

热量	39 千卡
蛋白质	1.0 克
脂肪	0.2 克
碳水化合物	8.8 克
膳食纤维	1.1 克
胡萝卜素	4130 微克
钙	32 毫克

每 100 克可食部含量

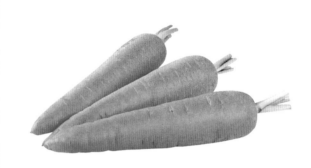

推荐理由

　　胡萝卜中含有胡萝卜素、维生素 E 以及铁、铜、钾等多种矿物质，有助于提高身体免疫力，对甲减有辅助治疗的效果。

健康饮食指导

1. 吃胡萝卜最好不削皮，因为胡萝卜素主要存在于胡萝卜皮中。
2. 胡萝卜素是脂溶性物质，最好用油烹炒胡萝卜，营养物质更易被吸收。

人群须知

　　皮肤黄染者不宜经常大量食用。

食材搭配红绿灯

胡萝卜	+	菠菜		润肠通便
胡萝卜	+	猪肝		保护视网膜和角膜

推荐食疗方

炒胡萝卜

材料： 胡萝卜 100 克。

调料： 葱花、盐各适量。

做法：

① 胡萝卜洗净，切片。

② 锅内倒油烧热，炒香葱花，放胡萝卜片翻炒熟，加盐即可。

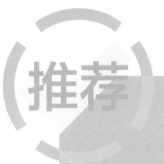

推荐

黄豆

营养关键词：膳食纤维、优质蛋白质、钙

推荐食量：每日 30~50 克

营养含量

热量	390 千卡
蛋白质	35.0 克
脂肪	16.0 克
碳水化合物	34.2 克
膳食纤维	15.5 克
钙	191 毫克
胡萝卜素	220 微克

每 100 克可食部含量

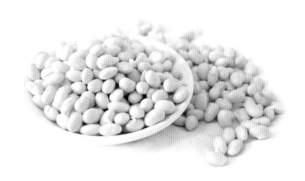

推荐理由

黄豆富含的植物蛋白质是优质蛋白质，更利于甲减患者吸收利用。所含的钙有利于增强心肌收缩、强健骨骼，所含膳食纤维有助于缓解甲减引起的便秘。

健康饮食指导

1. 黄豆制成豆腐、豆浆后，可以大大提高蛋白质在人体的吸收利用率，还能维持肠道健康。
2. 不要食用未熟透的黄豆，一定要彻底烹熟再吃，否则可能会出现腹胀、腹泻、呕吐等不适症状。

人群须知

黄豆含有胀气因子，食积腹胀者不宜食用。

食材搭配红绿灯

黄豆	+	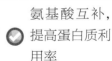 小米	✓ 氨基酸互补，提高蛋白质利用率
黄豆	+	番茄	✓ 健骨、美颜

科普时间

大豆异黄酮与雌激素结构相似，被称为"植物雌激素"。黄豆是人类获得大豆异黄酮的有效来源。女性绝经后，补充雌激素可预防并缓解胸闷、心悸、气短、烦躁等更年期症状。

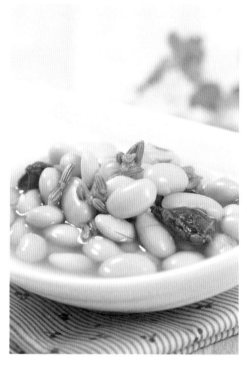

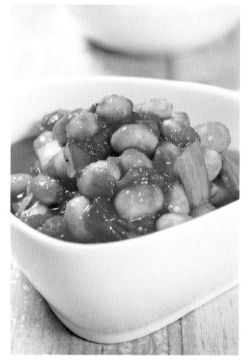

茴香豆

材料： 黄豆 200 克，小茴香 25 克。

调料： 盐 5 克，大料 1 个。

做法：

① 黄豆洗净，用清水浸泡 12 小时，泡涨。

② 锅中倒入适量水煮开，放入小茴香、大料、盐，再次煮开后放入黄豆煮熟，关火。

③ 待黄豆在大料茴香水中浸泡 3 小时入味后，捞出沥干即可。

茄汁黄豆

材料： 黄豆100克，洋葱、番茄各30克。

调料： 蒜末、盐各 3 克，番茄酱 5 克，苹果醋、水淀粉各适量。

做法：

① 黄豆洗净，煮软；番茄、洋葱洗净，切丁；苹果醋、番茄酱加水搅成酱汁。

② 炒锅内放少许油，油热后放入蒜末和洋葱丁，翻炒至洋葱软，加入番茄丁、盐炒至软烂，倒入黄豆及汤汁，大火煮开后转小火煮 20 分钟，倒入酱汁，继续煮至汤汁将干、豆子软糯，调入水淀粉即可。

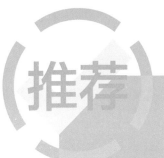

鸡肉

营养关键词：优质蛋白质、烟酸

推荐食量：每日 40~75 克

营养含量

热量	167 千卡
蛋白质	19.3 克
脂肪	9.4 克
碳水化合物	1.3 克
维生素 E	0.67 毫克
烟酸	5.6 毫克
铁	1.4 毫克

每 100 克可食部含量

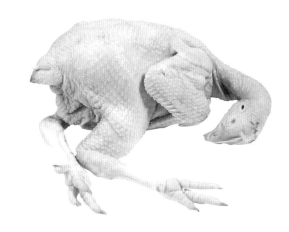

推荐理由

鸡肉含优质蛋白质，而且含大量消化酶，容易被人体吸收利用，甲减患者食用可增强体力、强壮身体。鸡肉中含有 B 族维生素，有助于改善甲减患者的食欲。

健康饮食指导

1. 蒸、炖、煮鸡肉，可提高营养价值；如果喝鸡汤，最好将浮油撇去，以减少脂肪的摄入。

2. 鸡屁股是淋巴、细菌、病毒和致癌物最集中的地方，因此不宜食用。

人群须知

鸡肉中的嘌呤含量较高，痛风患者不宜多食，否则会加重病情。

食材搭配红绿灯

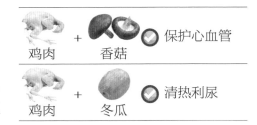

| 鸡肉 | + | 香菇 | ✓ | 保护心血管 |
| 鸡肉 | + | 冬瓜 | ✓ | 清热利尿 |

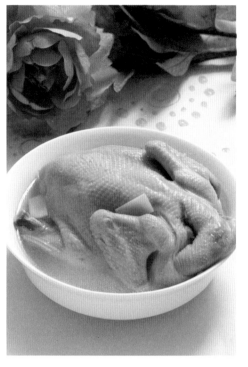

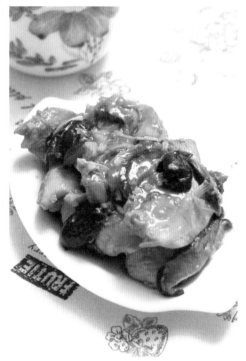

柚子炖鸡

材料： 童子鸡 1 只（约 750 克），柚
子 200 克。

调料： 姜片、葱段各 5 克，盐 4 克，
料酒 10 克。

做法：

① 将柚子去皮留肉；童子鸡宰杀后除
毛、去内脏，沸水焯熟，冲去血沫。

② 把柚子肉纳入鸡腹中，放入锅中，
加入葱段、姜片、料酒和适量水，炖
熟，加盐调味即可。

香菇蒸鸡

材料： 鸡肉 250 克，泡发香菇 100 克。

调料： 盐、料酒、酱油、葱丝、姜丝、
水淀粉、清汤、香油各适量。

做法：

① 将鸡肉洗净，切片；香菇洗净，切
丝，放入碗内，加入鸡片，加酱油、
盐、葱丝、姜丝、料酒、清汤、水淀
粉抓匀。

② 上笼蒸熟，淋香油即可。

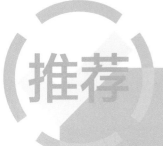

推荐

西蓝花

营养关键词：维生素C、胡萝卜素、膳食纤维

推荐食量：每日 100 克

营养含量

热量	36 千卡
蛋白质	4.1 克
脂肪	0.6 克
碳水化合物	1.6 克
膳食纤维	1.6 克
维生素 C	51 毫克
胡萝卜素	7210 微克

每 100 克可食部含量

推荐理由

西蓝花富含胡萝卜素、维生素 C，具有抗氧化作用，可清除自由基；含有的膳食纤维有通便、排毒的作用。

健康饮食指导

1. 西蓝花烹调前可以焯一下水，再用大火快炒，这样能使其中的抗癌成分更好地发挥作用。
2. 西蓝花所含的维生素 C 不稳定，遇热会被氧化破坏，所以加热时间不宜太长。

人群须知

凝血功能不良者不宜吃太多。

食材搭配红绿灯

西蓝花	+ 香菇	✓ 抗癌、防衰老
西蓝花	+ 番茄	✓ 消除疲劳、提高免疫力

科普时间

西蓝花为十字花科类，若伴有甲状腺肿，不宜摄入过多，烹饪前可先焯水，以降低致甲状腺肿物质。

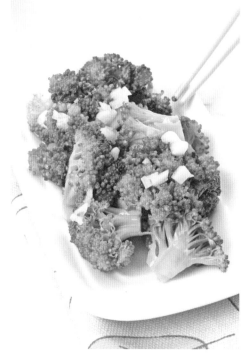

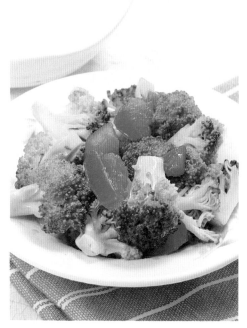

蒜蓉西蓝花

材料： 西蓝花 400 克，蒜 3 瓣。

调料： 盐 3 克。

做法：

① 先将西蓝花放入盐水中浸泡 5 分钟，洗净，掰成小朵；蒜去皮，洗净，切蓉。

② 锅中水烧开后，放入西蓝花略焯后捞出，浸入凉水中过凉。

③ 热锅放油，待油烧至七成热时，下蒜蓉翻炒出香味，倒入焯好的西蓝花翻炒 1 分钟，加盐出锅即可。

番茄炒西蓝花

材料： 西蓝花 150 克，番茄 100 克。

调料： 盐 3 克。

做法：

① 西蓝花去柄，掰小朵，洗净，放入沸水中焯一下，捞出，放入凉水中过凉；番茄洗净，去皮，切块。

② 炒锅置火上，倒油烧热，放入西蓝花快速翻炒，倒入番茄块炒熟，放盐炒匀即可。

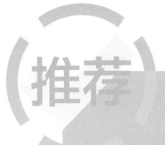

油菜

营养关键词： 胡萝卜素、维生素 C、膳食纤维

推荐食量： 每日 80~100 克

营养含量

热量	28 千卡
蛋白质	2.6 克
脂肪	0.3 克
碳水化合物	4.5 克
膳食纤维	1.1 克
胡萝卜素	2920 微克
维生素 C	36 毫克

每 100 克可食部含量

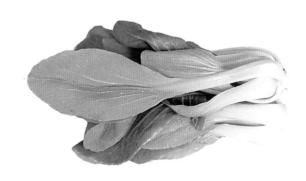

推荐理由

油菜是低脂肪蔬菜，且含有丰富的膳食纤维，可降低血脂，对甲减患者常出现的血脂异常有预防作用。

健康饮食指导

1. 烹调油菜时应现做现切，并用大火爆炒，这样既可使其保持鲜脆，又能避免维生素的流失。
2. 隔夜的熟油菜不宜食用，以免摄入过多亚硝酸盐。
3. 清洗油菜不宜泡水过久。

人群须知

脾胃虚弱的人应少食；腹泻时不宜食用。

食材搭配红绿灯

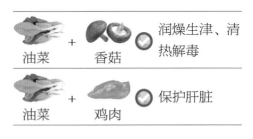

油菜	+ 香菇	✓ 润燥生津、清热解毒
油菜	+ 鸡肉	✓ 保护肝脏

科普时间

油菜为十字花科类，甲减伴甲状腺肿患者不宜摄入过多。烹饪前可先焯水，以降低致甲状腺肿物质。

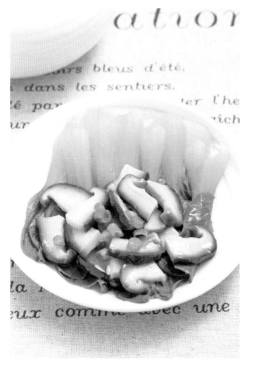

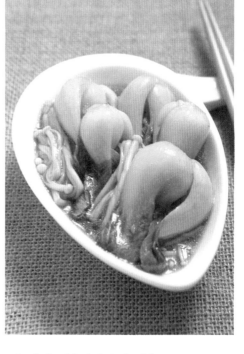

香菇油菜

材料： 油菜 150 克，干香菇 15 克。

调料： 葱花、盐各适量。

做法：

① 油菜洗净；干香菇泡发，切片。

② 锅内倒油烧热，下入葱花炒香，放入油菜和香菇丝翻炒 4 分钟，用盐调味即可。

金针菇炒油菜

材料： 油菜 250 克，金针菇 200 克。

调料： 蚝油少许，蒜末、水淀粉、盐各适量。

做法：

① 油菜、金针菇洗净备用。

② 油烧热，炒香蒜末，倒入金针菇，加少许水翻炒，加油菜炒熟，加蚝油、盐调味，用水淀粉勾芡即可。

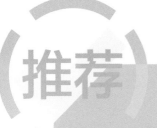

推荐

猪血

营养关键词：铁、蛋白质

推荐食量：每周 1~2 次，每次 50~100 克

营养含量

热量	55 千卡
蛋白质	12.2 克
脂肪	0.3 克
碳水化合物	0.9 克
铁	8.7 毫克

每 100 克可食部含量

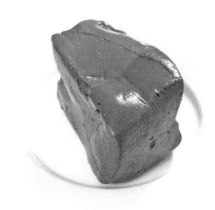

推荐理由

　　猪血补铁补血，可以帮助甲减患者缓解贫血症状。另外，猪血低脂、高蛋白，非常适合甲减患者食用。

健康饮食指导

1. 猪血食用前用开水焯一下，可除腥气，减少猪血中的有害物质。
2. 不要天天吃，大量食用会给身体带来负担，每周 1~2 次即可。

人群须知

　　胃下垂、腹泻患者不宜多食。

食材搭配红绿灯

猪血	+	木耳	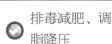 排毒减肥、调脂降压
猪血	+	豆腐	气血双补

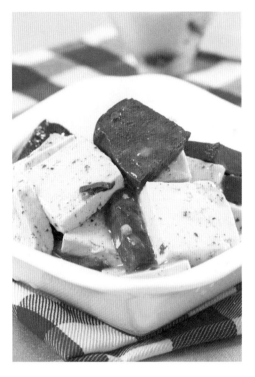

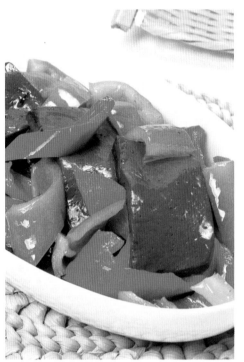

猪血炖豆腐

材料： 猪血、豆腐各 150 克。

调料： 葱花、姜末、盐、水淀粉各适量。

做法：

① 将猪血、豆腐放入清水中浸泡，洗净切块。

② 炒锅置火上，倒入适量植物油烧至七成热，下葱花、姜末炒香，放入猪血块和豆腐块翻炒均匀，加适量清水炖熟，调入盐，用水淀粉勾芡即可。

甜椒炒猪血

材料： 猪血 300 克，青甜椒 80 克，红甜椒 50 克。

调料： 高汤 20 克，盐 3 克。

做法：

① 猪血洗净，切片，焯水；青、红甜椒洗净，去蒂及子，切块。

② 油烧热，爆香甜椒块，盛出；再倒入猪血块拌炒几下，加高汤将猪血块焖软，放入甜椒块翻炒，加盐调味，收干汤汁即可。

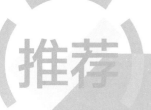
海带

营养关键词： 碘、铁

推荐食量： 每日 50~80 克（水发）

营养含量

热量	10 千卡
蛋白质	1.1 克
脂肪	0.1 克
碳水化合物	3.0 克
膳食纤维	0.9 克
铁	3.3 毫克
碘	113.9 微克

每100克（鲜品）可食部含量

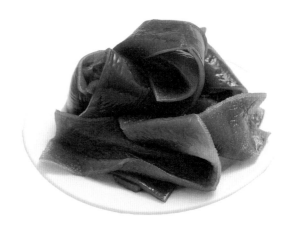

推荐理由

碘缺乏性甲减患者甲状腺激素分泌不足，饮食中需要增加碘的摄入以促进甲状腺激素分泌。不管是干海带还是鲜海带，含碘量都很高，是甲减患者良好的补碘来源。海带含有铁，有利于辅治甲减容易出现的贫血。

健康饮食指导

1. 食用干海带前，用水清洗表面后入蒸锅蒸 30 分钟，再放入清水中浸泡一晚，这样烹饪后口感更爽脆。
2. 进食海带后不宜马上喝茶或者立刻吃酸涩的水果，否则会阻碍海带中铁的吸收。

人群须知

1. 甲状腺功能亢进者不宜食用。
2. 胃寒或肠胃不适者不宜多食。

食材搭配红绿灯

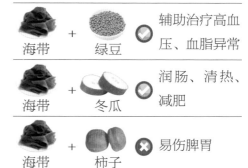

海带 + 绿豆	✓	辅助治疗高血压、血脂异常
海带 + 冬瓜	✓	润肠、清热、减肥
海带 + 柿子	✗	易伤脾胃

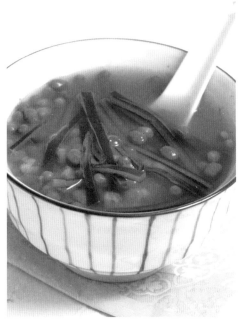

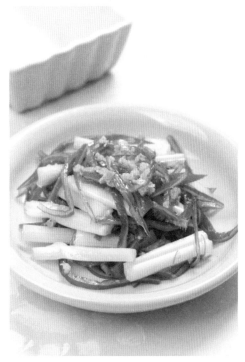

绿豆海带汤

材料： 绿豆 60 克，干海带 30 克。

调料： 醋、冰糖各适量。

做法：

① 淘米水中滴几滴醋，放入干海带泡发，洗去细沙和表面脏污，再用清水漂净，捞出后切细丝，入沸水中稍焯，捞出沥水；绿豆淘洗干净，浸泡 2 小时。

② 砂锅加适量清水，大火煮开后放入绿豆，再次煮沸后下海带丝，大火煮约 20 分钟，加入冰糖，转小火继续煮至绿豆软糯酥烂即可。

芹菜拌海带

材料： 鲜海带 100 克，芹菜 80 克，海米 10 克。

调料： 醋、香油、盐各适量。

做法：

① 海带洗净后切成丝；海米泡发，洗净后切碎；芹菜洗净后切成段。

② 海带丝和芹菜段分别放入沸水中焯一下，捞出沥干；海米、海带丝和芹菜段一起放入盘内，加入醋、香油、盐拌匀即可。

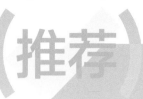

推荐 紫菜

营养关键词： 碘、铁、钙

推荐食量： 每日 5~10 克

营养含量

热量	250 千卡
蛋白质	26.7 克
脂肪	1.1 克
碳水化合物	44.1 克
膳食纤维	21.6 克
铁	54.9 毫克
钙	264 毫克
碘	4323 微克

每 100 克可食部含量

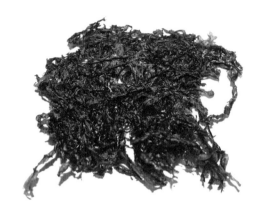

推荐理由

　　紫菜是高碘食物，是缺碘性甲减患者补碘的良好来源。另外，紫菜还含有丰富的铁、钙、膳食纤维等，有利于补铁、补钙、降血脂。

健康饮食指导

1. 紫菜搭配富含蛋白质、维生素 B_1、钙的食材，能帮助儿童健康成长。
2. 紫菜一般都含有细沙，食用前应放在清水中浸泡，方便去除细沙。
3. 熬汤时，如果汤过于油腻，可将紫菜用火烤一下，然后弄碎撒入汤内，可减少汤的油腻感。

人群须知

1. 皮肤病患者、脾虚者不宜多食。
2. 胃寒、肠胃功能不好的人不宜多食。

食材搭配红绿灯

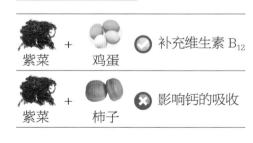

紫菜 ＋ 鸡蛋 　○ 补充维生素 B_{12}

紫菜 ＋ 柿子 　✗ 影响钙的吸收

科普时间

　　紫菜含有一定量的甘露醇，甘露醇是一种天然的利尿剂，可作为治疗水肿的辅助食品；紫菜富含钙、磷、铁等元素，可以促进儿童骨骼、牙齿生长。

连小兰甲状腺养护饮食升级版

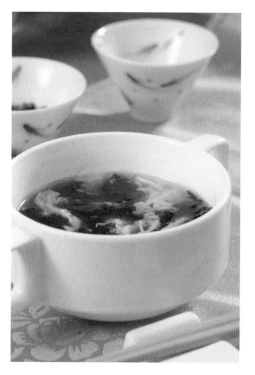

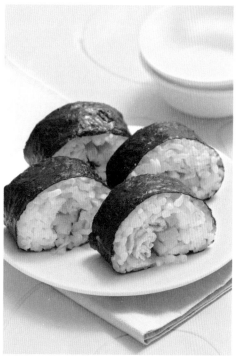

紫菜鸡蛋汤

材料： 紫菜 5 克，鸡蛋 1 个，虾皮少许。

调料： 葱花、香油各适量。

做法：

① 紫菜洗净；鸡蛋磕入碗内，打散。

② 汤锅内倒水烧沸，淋入蛋液搅成蛋花，放紫菜、葱花、虾皮煮 1 分钟，滴入香油即可。

> **小提示：** 血脂异常的甲减患者可用蛋清弃蛋黄。

紫菜包饭

材料： 熟米饭 100 克，干紫菜片适量，黄瓜、胡萝卜各 50 克，鸡蛋 1 个，熟白芝麻少许。

调料： 盐、香油各适量。

做法：

① 熟米饭中加盐、熟白芝麻和香油搅拌均匀；鸡蛋煎成蛋皮后切长条；黄瓜洗净，切条；胡萝卜洗净，去皮，切条，焯熟。

② 取一张紫菜铺好，放上米饭，用手铺平，放上蛋皮条、黄瓜条、胡萝卜条卷紧后，切成 1.5 厘米长的段即可。

不推荐 高胆固醇、反式脂肪酸

如果发生甲减极有可能诱发相关疾病，如血脂异常、冠心病等。甲减时缺少甲状腺激素，脂质代谢下降，从而易引起血脂异常，进而引发冠心病。因此甲减患者需要减少胆固醇、反式脂肪酸的摄入。

动物内脏、蟹黄、蛋黄、鱿鱼等都属于高胆固醇食物，不建议甲减患者过多食用。同时要注意，含有人造奶油的食物，如蛋糕、饼干等含较多的反式脂肪酸，建议在购买时仔细看营养成分表。

咖啡、浓茶、碳酸饮料

如果甲减长期得不到控制，身体代谢就会变得缓慢，骨代谢也相应减缓，容易出现骨密度下降，导致骨质疏松。因此甲减患者要控制易引起骨质疏松的食物的摄入，如咖啡、浓茶、碳酸饮料，同时增加富含钙的牛奶及奶制品的摄入。

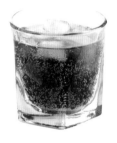

啤酒

甲减导致身体代谢减缓，使流经肾脏的血液减少，肾的排泄能力随之下降，血液中尿酸无法排泄出去而引起高尿酸血症或痛风，因此甲减患者不宜饮酒，特别是啤酒。

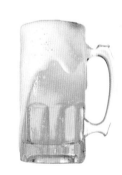

吃得太咸

甲减患者身体代谢减缓，这就使流经肾脏的血液减少，造成肾功能下降，因此甲减患者忌过咸饮食。建议每天盐摄入量控制在 5 克以下，同时要少吃咸菜、腊肉、豆酱等腌制食品。

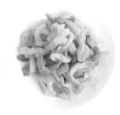

生活调养

拍拍打打强身体

一些看似很平常的小动作，比如拍拍背、拍拍胸，虽然没有直接治疗甲减的作用，但是平时多做做，可以无病预防、有病强身。

拍打肩膀

两脚开立同肩宽，昂首挺胸，双手五指并拢，用左手拍打右肩，用右手拍打左肩，每侧拍打 60 次。

拍打手臂

两手掌互相拍打对侧手臂内、外侧各 60 次。右手拍左臂时，从肩膀内侧直拍到手心，再从外侧直拍到手背，然后换左手以同样的方法拍打右臂。

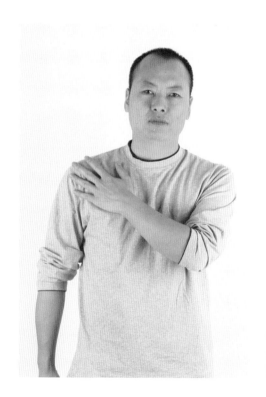

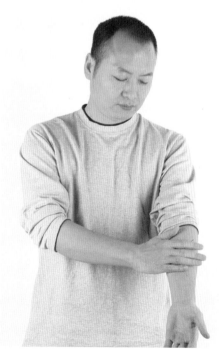

拍拍胸

自然站立，用双手掌心
敲打前心区 10 次。

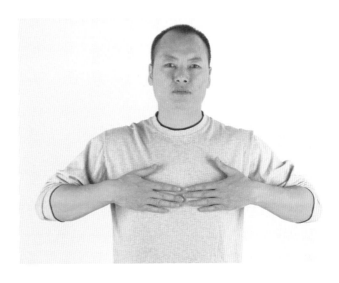

拍拍腰

弯腰、前倾后挺，五指并拢，手掌向下，
左、右手轮换捶打腰至尾骨部 60 次。

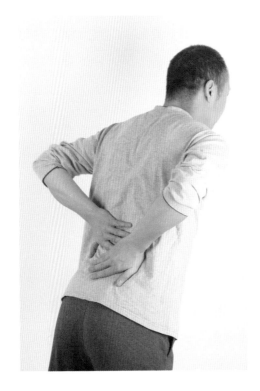

拍拍背

向前弯腰，双手反叉于后背，手掌向
上，捶拍背部 60 次。

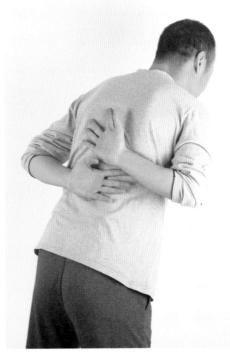

药物治疗

甲状腺制剂，价格便宜疗效好

甲减的治疗通常选择服用甲状腺制剂，服法方便，价格便宜，治疗效果也不错。

01
| 干燥甲状腺片 |

来源广，价格便宜，好存放，不容易变质，但是效果不太稳定。

02
| 左甲状腺素 |

人工合成，效果稳定，有口服片剂和静脉注射两种。

03
| 三碘甲状腺原氨酸 |

人工合成，效果稳定，只有口服制剂。

服药后，需要定期检测甲状腺功能指标

甲减患者补充甲状腺制剂后，需要4~6周的时间重新建立下丘脑－垂体－甲状腺的平衡，因此在治疗初期需要每隔4~6周检测相关激素指标，根据检测结果调整用药剂量，直至治疗达标，然后每6~12月复查一次相关激素指标。

1 甲减患者终身服药会不会"中毒"？

常听说"是药三分毒"，所以有的甲减患者认为终身服药会"中毒"，在甲状腺功能正常后就自行停药，导致甲减复发。

药是不是变成毒，需要看药和身体的契合度：

如果药的成分和身体内的成分完全相同，实际这种药就像是身体需要的一种营养素，如维生素、钙、铁，身体缺乏时需要及时补充，就像渴了要喝水、饿了要吃饭一样自然，但是要适量，过量也不好。

甲减时身体缺乏甲状腺激素，所以需要适量补充甲状腺激素。在医生的指导下服用适量甲状腺制剂没有任何毒副作用，育龄女性仍然可以怀孕、哺乳。

如果药的成分是身体本来就没有的，如解热镇痛药、抗生素等，是会给身体带来伤害的。

2 甲减可以治愈吗？

医学上的治愈是指经过一系列治疗后疾病消失，不需要再治疗疾病也不会复发，但是绝大多数甲减是不能治愈的。甲减的发生是因为甲状腺腺体或者甲状腺滤泡遭到破坏，而这种损害甲状腺本身无法修复，所以绝大多数甲减患者都需要终身治疗。

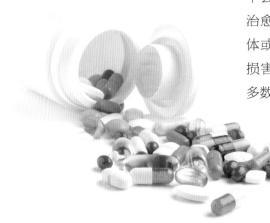

Part

7

甲状腺看不到摸不着最好，甲状腺肿的调养

甲状腺肿诊断

认识甲状腺肿

甲状腺肿简单来说就是甲状腺体积大于正常范围。不是由于炎症、肿瘤而导致的肿大，不伴随甲状腺功能异常的甲状腺肿称为非毒性甲状腺肿，即单纯的甲状腺肿大。

单纯性甲状腺肿最常见的表现就是颈部肿大而影响美观，重度的肿大会压迫气管、食管，出现吞咽困难、堵塞感、憋气、呼吸不畅、头晕、昏厥等。如果压迫到喉返神经，还会导致声音嘶哑。

临床上常用"四度分类法"对甲状腺肿进行分级：

0度：看不见，摸不着。

Ⅰ度：看不见，摸得着，不超过胸锁乳突肌内缘。

Ⅱ度：看得见，摸得着，不超过胸锁乳突肌外缘。

Ⅲ度：看得见，摸得着，超过胸锁乳突肌外缘。

胸锁乳突肌是颈部众多肌肉中最大最粗的一条肌肉，负责头颈各方向的运动，左右各一条。从耳朵后面凸起的骨头（称为乳突）开始，到前颈部的胸骨及锁骨处称为胸锁乳突肌，用力把头转到一侧，就可以看到或摸到。

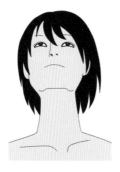

0度

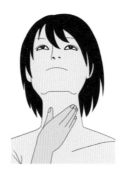

Ⅰ度

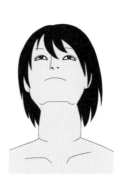

Ⅱ度

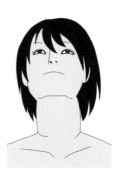

Ⅲ度

甲状腺肿的诱因

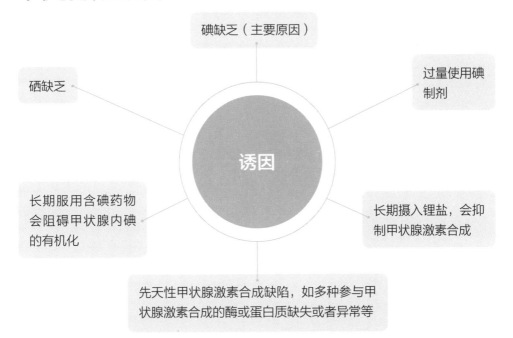

碘缺乏（主要原因）

硒缺乏

过量使用碘制剂

诱因

长期服用含碘药物会阻碍甲状腺内碘的有机化

长期摄入锂盐，会抑制甲状腺激素合成

先天性甲状腺激素合成缺陷，如多种参与甲状腺激素合成的酶或蛋白质缺失或者异常等

甲状腺肿的类型

地方性甲状腺肿

地方性甲状腺肿最常见的原因是碘缺乏，多发生在山区和远离海洋的地区。碘缺乏时，合成的甲状腺激素就会不足，会促使垂体分泌过量的促甲状腺激素，刺激甲状腺增生肥大。长期发展下去可能会出现毒性结节性甲状腺肿。碘与甲状腺的患病关系：碘缺乏时，甲状腺肿患病率增加，导致缺碘性甲状腺肿；补碘，甲状腺肿患病率逐渐下降；补碘过量，甲状腺肿患病率回升，导致高碘性甲状腺肿。

散发性甲状腺肿

散发性甲状腺肿原因复杂，食物中的致甲状腺肿物质，致甲状腺肿药物，以及先天性甲状腺激素合成障碍，都可能造成甲状腺肿，严重的会出现甲状腺功能减退。

| 科普时间 |

一些甲状腺疾病也会伴有甲状腺肿。

桥本甲状腺炎：甲状腺弥漫性肿大，质地较韧。

亚急性甲状腺炎：甲状腺肿大，质地韧或偏硬，压痛感明显。

结节性甲状腺肿：甲状腺呈结节样肿大，随着病程的延长，可能会发展为毒性多结节性甲状腺肿。

甲状腺肿的检查

甲状腺肿的自检

甲状腺肿到能看得见的时候已经到了"Ⅱ度"的程度（见第136页），要想在"0度"就能发现甲状腺肿大，学会自查很重要。

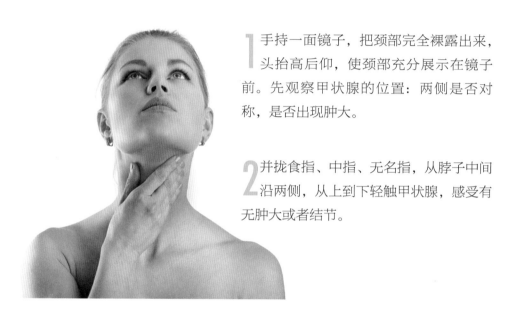

1 手持一面镜子，把颈部完全裸露出来，头抬高后仰，使颈部充分展示在镜子前。先观察甲状腺的位置：两侧是否对称，是否出现肿大。

2 并拢食指、中指、无名指，从脖子中间沿两侧，从上到下轻触甲状腺，感受有无肿大或者结节。

3 吞咽口水，感受颈部随着吞咽动作上下活动的部位。手持镜子观察这个部位是否有上下移动的肿块，同时用手指触摸是否有软的鼓包、小肿块、硬的小结节。

甲状腺肿的确诊检查

自检后发现可能是甲状腺肿，需要到医院进一步确诊。常见的检查项目有：

1. 甲状腺彩超：确诊甲状腺肿的程度和性质，为必做检查项目。
2. 甲功三项：最基本的甲状腺功能检查，排查是否同时存在甲亢或者甲减。
3. 甲状腺摄碘率检查。
4. 甲状腺同位素扫描。
5. 自身抗体检测。

饮食调养

地方性甲状腺肿要补碘

地方性甲状腺肿俗称"粗脖子病"，主要是因为摄碘不足，引起甲状腺代偿性增大，多发于山区和远离海洋的地区。**防治地方性甲状腺肿最有效的方法是补碘**，让身体摄入足够的碘。我国成人碘摄入量推荐标准是 120 微克／天。

食用碘盐是预防碘缺乏病的有效措施，我国也立法推行普遍食盐碘化防治碘缺乏病，食盐中含碘的标准是 20~30 微克／克。除了食用碘盐外，还可以通过适量摄入含碘丰富的食物如海带、紫菜、虾皮等补充碘。

| 科普时间 |

沿海城市居民也需要食用碘盐

饮用水、食物和空气是人摄入碘的三大途径，虽然沿海城市居民日常食用的海产品中含碘量很高，如海带、紫菜、海鱼等，但是食用频率和食用量都很低，如果不食用碘盐，约 97% 以上的居民碘摄入量会低于推荐摄入量，碘缺乏的风险很大，因此沿海城市居民也需要食用碘盐。

但是，因为我国幅员辽阔，存在富碘地区和碘缺乏地区的差异，加上近年来饮食结构也发生了变化，所以我国实施的食品安全国家标准《食用盐碘含量》允许各省（区、市）自行确定盐碘含量平均水平。而且，我国定期会对全国范围内的碘盐跟碘缺乏病的流行状况做一次监测，并根据人群碘盐的变化调整碘盐的浓度。

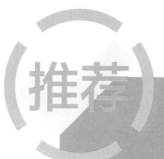
虾皮

营养关键词：蛋白质、钙、碘

推荐食量：每日 10~20 克

营养含量

热量	153 千卡
蛋白质	30.7 克
脂肪	2.2 克
碳水化合物	2.5 克
钙	991 毫克
钾	617 毫克
碘	2645 微克

每 100 克可食部含量

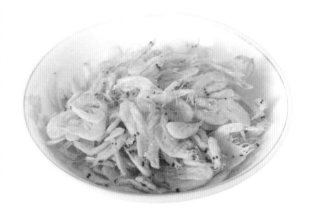

推荐理由

虾皮富含碘，能避免机体碘摄入不足，有利于维持甲状腺正常代谢功能；其含有的钙、蛋白质、钾有助于强健骨骼、提高免疫力、稳定情绪。

健康饮食指导

虾皮太咸，无意间容易摄入过多的盐，吃之前可以用温水泡 2 小时以上，再多次清洗后加入醋食用。

人群须知

1. 痛风、高尿酸血症、高血压、肾功能损害患者不宜食用虾皮。

2. 虾皮适合缺碘引起的甲状腺肿。如果是高碘引起的甲状腺肿，则不宜食用。

食材搭配红绿灯

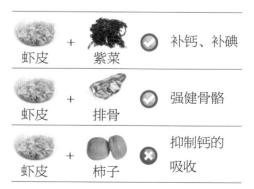

虾皮 + 紫菜	✓	补钙、补碘
虾皮 + 排骨	✓	强健骨骼
虾皮 + 柿子	✗	抑制钙的吸收

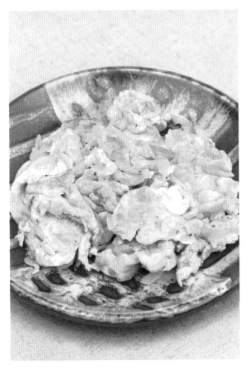

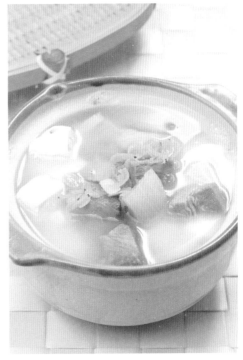

虾皮炒鸡蛋

材料： 鸡蛋 2 个，虾皮 10 克。

调料： 葱花、姜末各少许。

做法：

① 虾皮洗净，略泡；鸡蛋磕入碗中，打散成蛋液。

② 油烧热，炒香葱花、姜末，倒入蛋液翻炒至蛋熟，加入虾皮略炒即可。

排骨豆腐虾皮汤

材料： 排骨 250 克，豆腐 300 克，虾皮 10 克，洋葱 50 克。

调料： 姜片、料酒、盐各适量。

做法：

① 排骨洗净，斩段，用沸水焯烫，撇去浮沫，捞出沥干水分；豆腐切块；洋葱去老皮，洗净，切片；虾皮泡洗干净。

② 将排骨段、姜片、料酒放入砂锅内，加入适量水，大火煮沸，转小火继续炖煮至七成熟，加豆腐块、虾皮、洋葱片，继续小火炖熟，加盐调味即可。

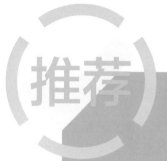

推荐

鹌鹑蛋

营养关键词：蛋白质、硒、卵磷脂

推荐食量：每日 6 个左右

营养含量

热量	160 千卡
蛋白质	12.8 克
脂肪	11.1 克
碳水化合物	2.1 克
钾	138 毫克
碘	37.6 微克
硒	25.48 微克

每 100 克可食部含量

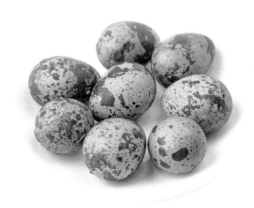

推荐理由

鹌鹑蛋含硒、碘较丰富，所含的氨基酸种类齐全，对于因缺碘导致的单纯性甲状腺肿有很好的食疗效果。

健康饮食指导

1. 鹌鹑蛋煮熟后放入冷水稍稍浸泡，可以使蛋壳很容易剥离。
2. 煮鹌鹑蛋不要拿来就煮，宜先用冷水泡一会儿，可以避免其在煮的过程中开裂。

人群须知

冠心病患者、痰热痰湿者不宜多食。

食材搭配红绿灯

 +   补肾温阳

鹌鹑蛋　　韭菜

 +   益肾补血

鹌鹑蛋　　香菇

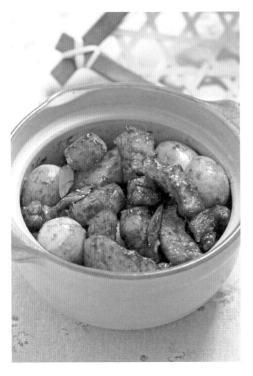

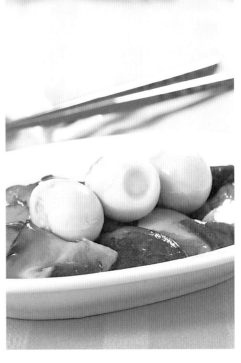

鹌鹑蛋红烧肉

材料： 五花肉 400 克，鹌鹑蛋 10 个。

调料： 冰糖、生抽各 8 克，老抽 4 克，
葱段、姜片各 5 克。

做法：

① 鹌鹑蛋洗净，煮熟，去壳；五花肉
洗净，切小块，焯烫去血水，捞出。

② 锅置火上，倒油烧热，加入五花肉
炒出油后，加入冰糖上色，加老抽、
生抽、葱段、姜片、水略煮；倒入砂
锅，用中火煮 50 分钟，加入鹌鹑蛋煮
至收汁即可关火。

香菇烧鹌鹑蛋

材料： 水发香菇 200 克，熟鹌鹑蛋
10 个。

调料： 酱油、水淀粉、料酒、鲜汤、姜
粉、香油各适量。

做法：

① 香菇洗净，切四半，焯熟；鹌鹑蛋
剥皮，加酱油腌好。

② 锅中倒入鲜汤、鹌鹑蛋、酱油、料
酒、姜粉、香菇烧开，改小火烧入味，
中火收汁，用水淀粉勾芡，淋上香油
炒匀即可。

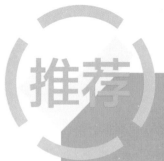
鸡肝

营养关键词： 维生素 A、铁、硒

推荐食量： 每周 1~2 次，每次 30~50 克

营养含量

热量	121 千卡
蛋白质	16.6 克
脂肪	4.8 克
碳水化合物	2.8 克
钾	222 毫克
维生素 A	10414 微克
硒	38.55 微克
铁	12 毫克

每 100 克可食部含量

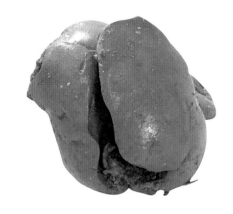

推荐理由

鸡肝中含有丰富的硒，能为硒缺乏导致的甲状腺肿补硒，同时又有补铁的作用。另外，含有的钾能缓解紧张情绪，含有的维生素 A 有利于提高免疫力。

健康饮食指导

1. 鸡肝是解毒器官，买回的新鲜鸡肝不要立即烹调，应用水冲洗 10 分钟，然后放在水中浸泡半小时。
2. 吃鸡肝的时候不宜喝浓茶，茶水中含有的物质可能会降低人体对铁的吸收率。

人群须知

血脂异常、脂肪肝、高血压、冠心病患者应少食。

食材搭配红绿灯

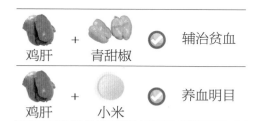

鸡肝	＋ 青甜椒	✓	辅治贫血
鸡肝	＋ 小米	✓	养血明目

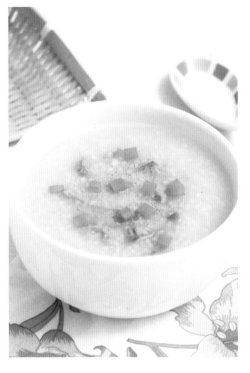

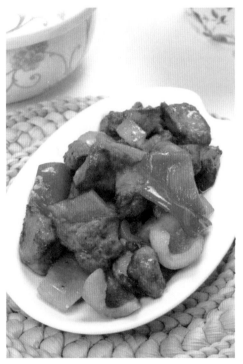

鸡肝小米粥

材料： 鲜鸡肝、小米各 50 克。

调料： 香葱末适量。

做法：

① 鸡肝洗净，切碎；小米淘洗干净。

② 锅中倒水烧开，放入小米煮开，转小火煮约 15 分钟，放入鸡肝碎煮至小米开花。

③ 粥煮熟后，撒上香葱末即可。

甜椒炒鸡肝

材料： 鸡肝 250 克，青甜椒、红甜椒各 50 克。

调料： 水淀粉 30 克，料酒 10 克，葱末、姜末、蒜末各 5 克，盐 3 克。

做法：

① 将鸡肝放在自来水下冲洗 10 分钟，然后用水浸泡 30 分钟，捞出沥干，切片，加水淀粉、料酒抓匀上浆；甜椒去子，洗净，切块。

② 锅置火上，倒油烧至六成热，炒香葱末、姜末、蒜末，放鸡肝片炒散，放甜椒块、盐翻匀即可。

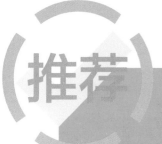

推荐

猪肉

营养关键词： 蛋白质、铁

推荐食量： 每日 40~75 克

营养含量

热量	143 千卡
蛋白质	20.3 克
脂肪	6.2 克
碳水化合物	1.5 克
铁	3.0 毫克
磷	189 毫克
硒	9.5 微克

每 100 克可食部含量

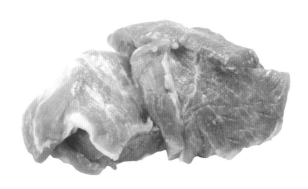

推荐理由

　　猪肉能提供优质蛋白质、铁、钾、硒等多种营养素，有助于增强身体素质，预防甲状腺疾病，补血养血。

健康饮食指导

1. 切猪肉时应顺肉纹理方向切，烹调易熟烂。
2. 猪肉烹调前不要用热水洗，因为猪肉中含有肌溶蛋白，遇热易溶解，用热水洗营养易流失，口感也差。

人群须知

1. 肥胖、血脂异常及心血管疾病患者不宜多吃。
2. 生病初愈、肠胃虚弱的人应少吃。

食材搭配红绿灯

猪肉	+	枸杞子	滋补肝肾、安神
猪肉	+	海带	健脾益胃

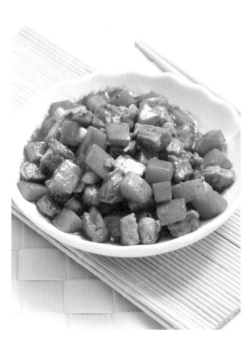

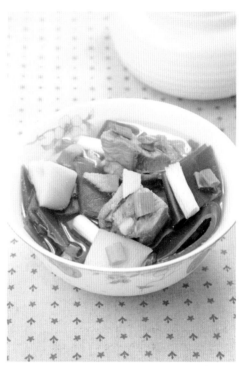

酱爆肉丁

材料： 猪瘦肉 200 克，胡萝卜 100 克，
　　　青甜椒 30 克。

调料： 甜面酱、葱末、盐各适量。

做法：

① 猪瘦肉洗净，切丁；胡萝卜洗净，
去皮，切丁；青甜椒去蒂及子，洗净，
切丁。

② 将肉丁用葱末、盐拌匀；胡萝卜丁
放油锅中煸软，盛出。

③ 锅内倒油烧热，放肉丁炒至变色，
加甜面酱煸炒，放胡萝卜丁和青甜椒
丁炒熟，放盐炒匀即可。

海带排骨汤

材料： 猪排骨 400 克，水发海带、莲
　　　藕各 100 克。

调料： 葱段、姜片、盐、料酒、香油
　　　各适量。

做法：

① 海带洗净，蒸 30 分钟后切长方块；
排骨洗净，横剁成段，焯水后捞出，
用温水洗净；莲藕去皮，洗净，切块。

② 排骨段、莲藕块、葱段、姜片、料酒
放入锅中加适量清水，大火烧沸，去浮
沫，转中火烧 50 分钟，倒入海带块大火
烧沸 10 分钟，加盐、淋入香油即可。

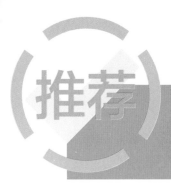

糯米

营养关键词：碳水化合物、B 族维生素

推荐食量：每餐 30 克

营养含量

热量	348 千卡
蛋白质	7.3 克
脂肪	1.0 克
碳水化合物	78.3 克
烟酸	2.3 毫克
铁	1.4 毫克
维生素 B_1	0.11 毫克

每 100 克可食部含量

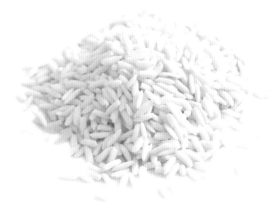

推荐理由

糯米富含 B 族维生素，有助于健脾胃，提振食欲，强壮身体，预防甲状腺疾病。糯米含丰富的碳水化合物，有利于为甲状腺疾病患者提供热量。

健康饮食指导

1. 糯米及糯米制品宜在热的时候食用，因为凉后口感较硬，不利于消化。
2. 糯米及糯米制品一次不宜食用过多，以免造成消化不良。

人群须知

胃炎、胃溃疡、十二指肠溃疡患者不宜食用。

食材搭配红绿灯

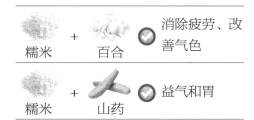

糯米	+	百合	✅	消除疲劳、改善气色
糯米	+	山药	✅	益气和胃

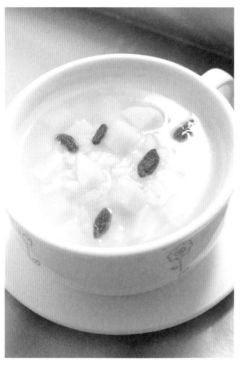

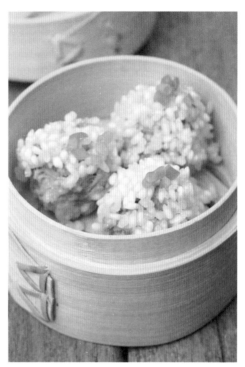

山药枸杞糯米粥

材料： 山药 100 克，糯米 80 克，枸杞子 5 克。

做法：

① 糯米洗净，浸泡 4 小时，煮沸后改小火熬煮。

② 山药去皮、切丁，待粥熬成时放入粥中，熬煮软烂后，再加入枸杞子略煮即可。

糯米肉丸子

材料： 糯米 130 克，猪肉馅 200 克，蛋清 2 个。

调料： 酱油、盐、胡椒粉各 2 克，蒜末、姜末、葱花各 5 克，水淀粉适量。

做法：

① 糯米洗净，浸泡 4 小时，沥干；猪肉馅中放入蛋清、水淀粉、盐、姜末、蒜末、酱油、胡椒粉和清水搅匀，搓成丸子，裹满糯米，放入蒸笼中。

② 将蒸笼放入锅中，大火蒸 35 分钟，撒葱花即可。

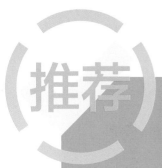
菠菜

营养关键词：胡萝卜素、叶酸、铁
推荐食量：每日 100 克

营养含量

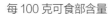

热量	28 千卡
蛋白质	2.6 克
脂肪	0.3 克
碳水化合物	2.8 克
胡萝卜素	2920 微克
铁	2.9 毫克

每 100 克可食部含量

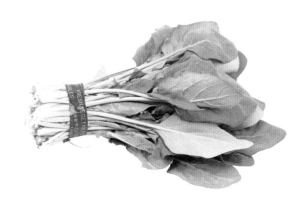

推荐理由

菠菜在蔬菜中算含碘量较高的，是单纯性甲状腺肿患者补碘的不错选择。另外，菠菜含铁、叶酸，有补血的功效；所含胡萝卜素有延缓细胞衰老、抑制肿瘤细胞形成的作用。

健康饮食指导

1. 烹调菠菜前宜用沸水将其焯透，因为菠菜富含草酸，草酸会影响人体对钙的吸收，焯水可以减少菠菜中草酸的含量。
2. 在焯烫菠菜的水中加少许盐和香油，可使焯出的菠菜色泽鲜绿不发黄。

人群须知

1. 结石尤其尿路结石患者慎食。
2. 肾炎患者也不宜多食。

食材搭配红绿灯

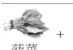 菠菜	+	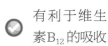 鸡蛋	✓ 有利于维生素B₁₂的吸收
菠菜	+	海带	✓ 对牙齿和骨骼有益

有利于维生素B_{12}的吸收

对牙齿和骨骼有益

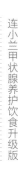

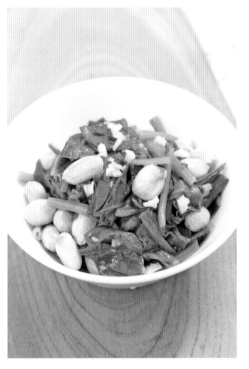

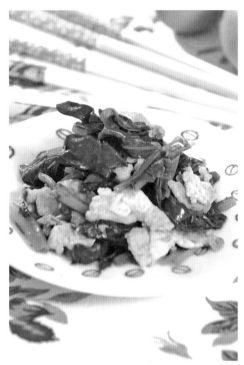

花生菠菜

材料： 熟花生米 50 克，菠菜 300 克。

调料： 蒜末、盐、香油各适量。

做法：

① 菠菜择洗干净，入沸水中焯 30 秒，捞出，凉凉，沥干水分，切段。

② 取盘，放入菠菜段、花生米，用蒜末、盐和香油调味即可。

菠菜炒鸡蛋

材料： 菠菜 300 克，鸡蛋 2 个。

调料： 葱丝、盐各适量。

做法：

① 菠菜洗净，切段，用沸水焯一下后捞出，沥干水分，凉凉；鸡蛋搅打成蛋液。

② 油烧至八成热，倒入蛋液，炒成鸡蛋块后盛出。

③ 另起锅，倒入适量油，烧至七成热，下入葱丝炝锅，然后倒入菠菜段和炒好的鸡蛋翻炒片刻，加盐炒匀，出锅即可。

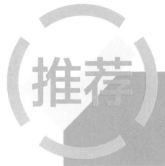

柚子

营养关键词：维生素 C、钾

推荐食量：每日 50~100 克

营养含量

热量	42 千卡
蛋白质	0.8 克
脂肪	0.2 克
碳水化合物	9.5 克
维生素 C	23 毫克
钾	119 毫克

每 100 克可食部含量

推荐理由

柚子可以为身体补充维生素 C、钾等，有助于提高抗病能力，辅助治疗甲状腺肿。同时，柚子中含有的维生素 C 还有助于降低血液中的胆固醇，预防动脉粥样硬化。

健康饮食指导

服药物时应避免食用柚子，因柚子中含有一种活性成分可以干扰许多药物的正常代谢，从而影响药效。

人群须知

柚子性寒，脾虚泄泻者不宜多食。

食材搭配红绿灯

柚子	+ 蜂蜜	降脂美容
柚子	+ 草莓	降压调脂

推荐食疗方

草莓酸奶柚子汁

材料： 柚子肉 50 克，草莓 30 克，酸奶 250 克。

做法：

① 柚子肉切小块；草莓去蒂，洗净，切小块。

② 将柚子块和草莓块放入榨汁机中，加入酸奶，搅打成汁，倒入杯中即可饮用。

连小兰三甲状腺养护饮食升级版

补碘过量

碘缺乏会导致地方性甲状腺肿，饮食中需要补碘，但是碘过量也会引起甲状腺肿。碘过量导致的甲状腺肿主要发生在甲状腺有缺陷的人群，如慢性甲状腺炎、有甲状腺切除史的人群等。因此，通过食物补碘要适量，建议成人每天摄入 120 微克碘，按照每人每天 6 克内的食用碘盐标准，再加上一天均衡饮食从食物中摄取的碘，基本就可以满足适量补碘。

尿碘是检测碘营养水平的公认指标，尿碘中位数为 100~200 毫克 / 升是最适当的碘营养状态；如果小于 99 微克 / 升，说明碘摄入量不足；200~299 微克 / 升，说明碘摄入超足量；≥300 微克 / 升，说明碘摄入过量。

经常生吃十字花科类蔬菜

蔬菜能为身体提供多种维生素，但是由于一些蔬菜可能会引起甲状腺肿，特别是十字花科蔬菜，如圆白菜、萝卜、菜花等，所以患有甲状腺肿的人尽量不要生吃这些蔬菜，应煮熟后食用，以破坏其中含有的致甲状腺肿物质。

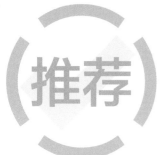
生活调养

适量运动，每周练几次太极拳

养成良好的运动习惯有助于增强体质，预防疾病。但是对于伴有甲减或甲亢的甲状腺肿患者，要选择较为平和的运动方式，建议每周练几次太极拳，但并不是所有人都能把整套动作坚持下来，其实练习基础几式，长期坚持，也能起到很好的养护效果。

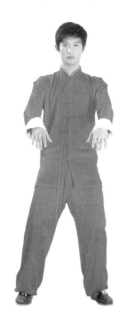

起式

1 自然站立，双肩下沉，双肘松垂，手指自然微屈，双脚分开与肩同宽，眼向前平视。

2 双臂向前缓慢平举，手心向下，眼看前方。

3 双腿微屈，双掌轻轻下按，双肘微垂，掌指微上跷，眼睛看前方。

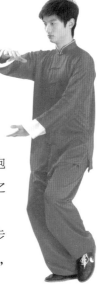

左右野马分鬃

1 以腰为轴，上身微向右转，重心移于右腿，同时右手收抱于胸前。手心向下，左手收抱腹前，手心向上，左脚随之收至右脚内侧，脚掌点地，眼看右手。

2 以腰为轴，上身向左转，左脚上前迈一步成左弓步，弓步动作与分手的速度要均匀一致，迈出的脚先是脚跟着地，然后脚掌慢慢踏实，脚尖向前，膝盖不要超过脚尖；后腿自然伸直。左、右手随转体分别向左上、右下分开，左手手心斜向上，右手落于右髋外侧、手心向下，眼看左手。

3 以腰为轴，身体向右转，右脚向左脚合拢，脚尖收至左脚内侧点地，右手收抱腹前、手心向上，左手收抱胸前、手心向下，眼看左手。然后换方向练习。

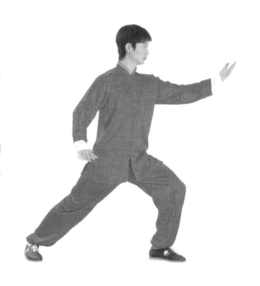

白鹤亮翅

1 上身微向左转，左手翻掌向下，左臂平屈胸前，右手向左上划弧，手心转向上，与左手呈抱球状，眼看左手。

2 右脚跟进半步，上身后坐，身体重心移至右腿，上身先向右转，面向右前方，眼看右手；然后左脚稍向前移，脚尖点地，成左虚步，同时上身再微向左转，面向前方，两手随转体慢慢向右上、左下分开。

3 身体重心后移，和右手上提、左手下按要协调一致。

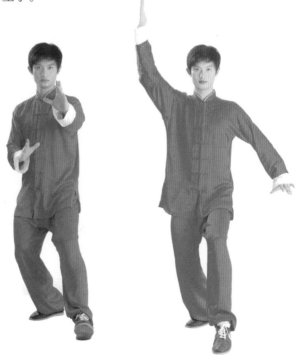

(不推荐) 过度劳累

现在，人们工作时间长、压力过大而造成的过度劳累会让身体健康岌岌可危，诱发身体潜在的疾病。已经出现甲状腺肿的患者，如果不注意劳逸结合而过度劳累，不仅会加剧甲状腺肿，还可能引发其他甲状腺疾病。

因此，要学会合理安排工作和休息时间，养成良好的作息规律，不熬夜，同时进行适当体育锻炼。

不良情绪刺激

医学研究显示，很多生理疾病都会受到情绪的影响，当愤怒、悲伤、忧思、焦虑、恐惧等不良情绪压抑在心中而不能充分宣泄时，便会损害健康，引起疾病，甚至加重疾病。

对于不满意的人或事，要进行"冷处理"，避免正面冲突；可以培养一些兴趣爱好，如种花、书法、绘画、养鸟、钓鱼等，这些兴趣爱好可以陶冶情操、开阔胸怀、缓解身心疲劳，对于保持心理平衡和调节情绪大有益处。

另外，还可以通过音乐疗法消除焦虑、愤懑、忧愁等情绪。对于音乐的神奇功效，有这样的解释：当音乐刺激大脑时，大脑会分泌多巴胺，而多巴胺是一种神经传导递质，主要负责愉悦情绪的信息传递。

药物治疗

甲状腺制剂

甲状腺肿的一个主要原因是甲状腺激素不足引起的甲状腺代偿性肿大，如果没有禁忌证，可以服用甲状腺制剂，剂量和服用时间需要遵医嘱。

甲状腺肿明显，特别是局部肿块，手术切除后继续服用甲状腺制剂。

甲状腺肿不明显，排除肿瘤可能，在医生指导下服用甲状腺制剂进行观察，每年做一次甲状腺 B 超检查。

需要指出的是，轻微的甲状腺肿且不伴有任何不适，建议随访观察，每3~6 个月复查一次，通常不需要用药。

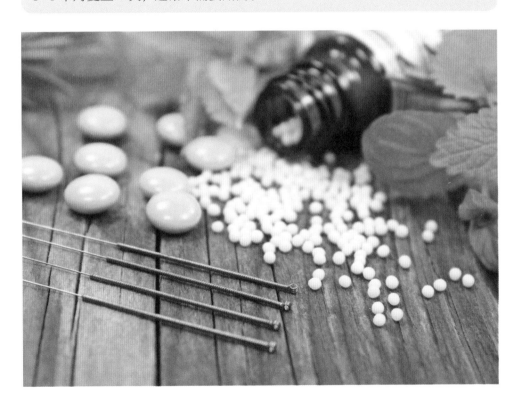

专题 走出误区重点看

1 甲状腺肿一定要治疗吗？

轻微的甲状腺肿一般来说只需随访复查。当甲状腺肿大影响美观和生活质量，病情加重而压迫周围器官，比如食管、气管，造成呼吸困难、吞咽困难等，必须采取积极的治疗。如果任由甲状腺长期处于增生或肥大，会增加恶变的风险。

2 不直接服用碘类药物就可避免碘摄入过量？

一些口服或者皮肤用药中会含有大量的碘，比如一些止咳糖浆和祛痰剂；抗心律失常的药物胺碘酮，以及一些复合维生素制剂也可能含碘。如果已经出现甲状腺肿，需要服用这些药物时需要告知医生，以免用药不当而加重病情。

3 单纯性甲状腺肿会遗传吗？

如果是碘缺乏导致的甲状腺肿，多呈现人群聚集性发病，可能与地区的环境因素有关，改善营养状态可以终止甲状腺肿的继续发生。但是如果是先天原因导致的甲状腺肿，而且在家族中聚集发病，是可以遗传的。

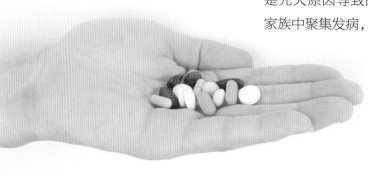

Part

8

消炎去病症，
甲状腺炎的调养

甲状腺炎诊断

认识甲状腺炎

甲状腺炎是由感染、自身免疫等多种原因引起的，以炎症为主要表现的甲状腺疾病，有的患者甲状腺功能正常，有的可能会出现一过性（短时间内）甲亢或甲减。甲状腺炎根据不同原因有不同分类，根据发病缓急可分为急性甲状腺炎、亚急性甲状腺炎；按照病因可分为感染性甲状腺炎、自身免疫性甲状腺炎、放射性甲状腺炎，其中又以自身免疫性引起的桥本甲状腺炎最为常见。

甲状腺炎的表现

桥本甲状腺炎

桥本甲状腺炎大多表现为甲状腺肿大、甲减或没有症状，少数情况下表现为甲亢。甲亢一般会在桥本甲状腺炎早期出现，后期会出现甲减。

急性甲状腺炎

发病急，发热体温可达38℃以上，打寒战；甲状腺位置疼痛，吞咽、说话加重痛感；局部出现肿块并变硬、化脓。

亚急性甲状腺炎

轻者颈部不适，按压有轻微疼痛，做吞咽动作时会觉得颈部活动有异物感；重者颈部疼痛难忍，波及下颌、耳后、颈后等，疼痛厉害时让人坐立不安。

轻中度发热，伴随乏力、出汗、肌肉酸痛、怕冷等症状。

甲状腺局部有肿块，质地硬，按压有明显痛感。

甲状腺炎的诱因

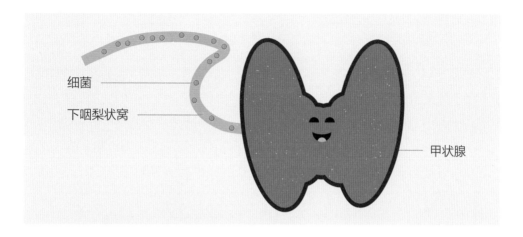

细菌

下咽梨状窝

甲状腺

急性甲状腺炎是发育不全惹的祸

急性甲状腺炎是由细菌引起的，进而导致化脓。正常情况下甲状腺是不容易被感染的，但是如果在发育过程中给了细菌可乘之机，那甲状腺就不再坚不可摧，下咽梨状窝就是细菌的入侵门户。

下咽梨状窝是甲状腺最里面的一根管子，应该随着发育成长而消失，如果被保留下来，细菌就会通过这根管子侵入甲状腺，导致炎症。常见于 15 岁以下儿童，成人少见。

亚急性甲状腺炎是甲状腺得了小感冒

亚急性甲状腺炎多是由甲状腺病毒感染引起的，症状类似感冒，但是这种"感冒"不会传染。常发生于中年女性，儿童少见。

桥本甲状腺炎

桥本甲状腺炎也叫慢性淋巴细胞性甲状腺炎，是一种自身免疫性疾病，因为最早发现这个疾病的是日本外科医生桥本，因此就以他的名字命名，也被称为桥本病。

桥本甲状腺炎多表现为甲状腺肿大、甲减或没有症状，少数情况表现为甲亢，抽血检查时会发现甲状腺自身抗体升高。临床诊断桥本甲状腺炎的首选指标是甲状腺过氧化物酶抗体（TPOAb），当 TPOAb 值高于 400，则可确诊。

甲状腺炎的检查

1 甲状腺彩超：可以发现形态变化，如甲状腺是否增大或萎缩，组织结构的变化，血流是否增多。在发生炎症的区域，一般血流会增多。

4 甲状腺摄碘率测定：与甲状腺激素测定值结合，二者结果呈分离现象（即血清 T_3、T_4 升高，TSH 降低，甲状腺摄碘率降低），是诊断甲状腺炎的特异性证据。

2 甲功三项：

早期：$FT_3 \uparrow$，$FT_4 \uparrow$，$TSH \downarrow$。
后期：$FT_3 \downarrow$，$FT_4 \downarrow$，$TSH \uparrow$。

5 甲状腺同位素碘扫描

6 甲状腺穿刺活检

3 血常规检查：如果白细胞增高，可能是急性化脓性甲状腺炎。

7 TGAb、TMAb 检查：有助于明确诊断桥本甲状腺炎。

| 科普时间 |

自身免疫反应

如果身体的某一组织（如甲状腺）由于外伤、感染、药物等因素发生了改变，变成自己身体的"异类"，刺激身体产生特异性抗体，诱发身体的免疫系统对这个组织进行攻击，启动了一系列炎症反应。简单说，就是自己身体内部发生了敌我不分的战斗，这就是自身免疫反应。

饮食调养

补充富含维生素 C 的食物，增强抵抗力

增强身体抵抗力，避免上呼吸道感染，有助于预防亚急性甲状腺炎。平时多吃一些含维生素 C 丰富的食物，有助于增强身体抵抗力。

人体不能合成维生素 C，必须从食物中摄取。蔬菜和水果中的维生素 C 含量很丰富，如鲜枣、甜椒、猕猴桃、草莓、橙子、葡萄、白菜、苦瓜等。维生素 C 是水溶性的，在体内的储存非常有限，需要及时补充。

适当摄入含硒丰富的食物

硒有助于维持甲状腺功能正常，身体缺硒会导致有害的自由基增多，从而损伤甲状腺组织，引起腺体的免疫性破坏，损害甲状腺的正常功能。日常饮食可以通过食用富含硒的食物如肉类、海产品、蘑菇、动物肝脏等来辅助治疗桥本甲状腺炎。因为桥本甲状腺炎要低碘饮食，所以在选择海产品时要避免含碘高的品种。

疼痛明显者宜选择流质饮食

甲状腺炎会有不同程度的疼痛，如果随着吞咽疼痛比较严重，进食时要选择营养好、易消化的流质饮食或者膳食纤维含量少的食物，避免吞咽困难。

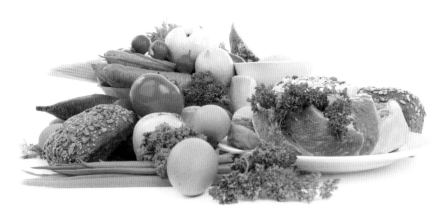

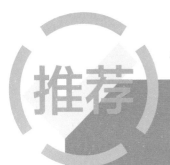

饮食推荐

苦瓜

营养关键词： 苦瓜苷、胡萝卜素、维生素C

推荐食量： 每日 100~200 克

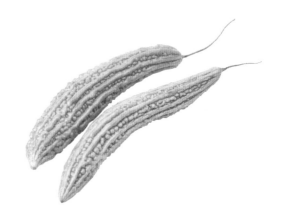

营养含量

热量	22 千卡
蛋白质	1.0 克
脂肪	0.1 克
碳水化合物	4.9 克
胡萝卜素	100 微克
维生素 C	56 毫克

每 100 克可食部含量

推荐理由

　　苦瓜中的苦瓜苷能开胃健脾，有利于营养物质的吸收利用，增强身体抵抗力；维生素C、胡萝卜素能提高免疫力，有助于预防亚急性甲状腺炎。

健康饮食指导

　　烹调苦瓜，最好用大火快炒或凉拌，因为烹调的时间过长，水溶性维生素会释出而溶入菜汁中，或随蒸汽挥发掉，不但影响口感，也会造成营养成分流失，降低营养价值。

人群须知

　　慢性胃肠炎患者、脾胃虚寒者不宜多食。

食材搭配红绿灯

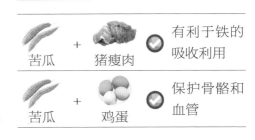

苦瓜	＋ 猪瘦肉	✓	有利于铁的吸收利用
苦瓜	＋ 鸡蛋	✓	保护骨骼和血管

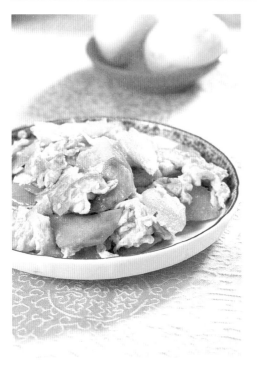

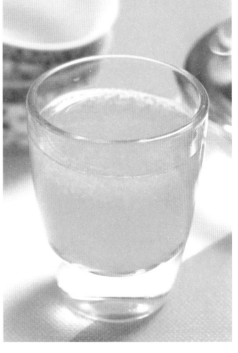

苦瓜炒鸡蛋

材料： 鸡蛋 2 个，苦瓜 200 克。

调料： 盐 3 克，胡椒粉少许。

做法：

① 苦瓜洗净，去瓤，切片；鸡蛋打散，油烧热后倒入蛋液，滑炒至蛋液凝固，盛出备用。

② 锅置火上，倒油烧热后放胡椒粉，炒出香味后倒入苦瓜片，翻炒至苦瓜片断生，倒入鸡蛋块，加盐翻炒均匀即可。

苦瓜柠檬蜂蜜汁

材料： 苦瓜 100 克，柠檬 30 克。

调料： 蜂蜜适量。

做法：

① 苦瓜去子，切小块；柠檬洗净，去皮及子。

② 将上述食材倒入全自动豆浆机中，加入适量饮用水，按下"果蔬汁"键，搅打均匀后倒入杯中，加入蜂蜜搅匀即可。

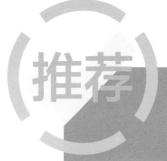

草莓

营养关键词：维生素 C

推荐食量：每日 100~200 克

营养含量

热量	32 千卡
蛋白质	1.0 克
脂肪	0.2 克
碳水化合物	6.0 克
膳食纤维	1.1 克
维生素 C	47 毫克

每 100 克可食部含量

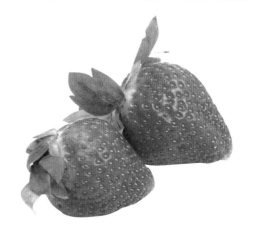

推荐理由

草莓中的维生素 C 有助于增强身体抵抗力，避免上呼吸道感染，预防亚急性甲状腺炎。另外，草莓中的鞣酸有防癌抗癌的作用。

健康饮食指导

饭后食用草莓，可分解食物脂肪，帮助消化。

人群须知

草莓性凉，肠胃虚寒以及泄泻者不宜多食。

食材搭配红绿灯

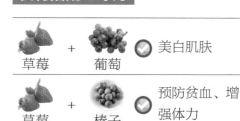

草莓 + 葡萄	✓	美白肌肤
草莓 + 榛子	✓	预防贫血、增强体力

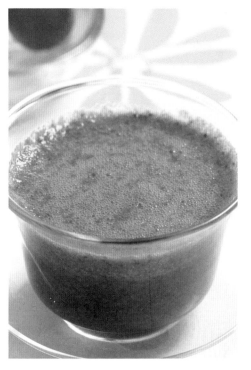

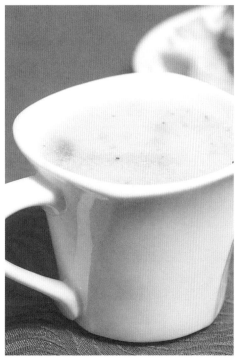

菠菜草莓葡萄汁

材料： 草莓 50 克，菠菜、葡萄各
　　　 100 克。

调料： 蜂蜜适量。

做法：

① 菠菜洗净，焯烫后切段；葡萄洗净，
去子；草莓去蒂，洗净，切碎。

② 将所有材料放入果汁机中，加入适
量饮用水搅打，加蜂蜜饮用即可。

草莓奶昔

材料： 草莓 50 克，牛奶 150 克。

做法：

① 草莓去蒂，清洗干净，对半切开。

② 将所有材料放入果汁机中，搅打均
匀即可。

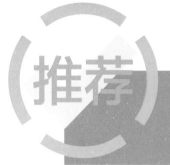

推荐

葡萄

营养关键词：花青素、维生素 C

推荐食量：每日 100~200 克

营养含量

热量	44 千卡
蛋白质	0.5 克
脂肪	0.2 克
碳水化合物	9.9 克
膳食纤维	0.4 克
维生素 C	25 毫克
钾	104 毫克

每 100 克可食部含量

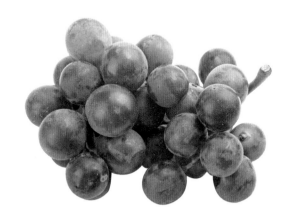

推荐理由

葡萄富含花青素，还能补充一定量的维生素 C，对于已经患有甲状腺炎且有疼痛感的患者，有助于缓解炎症。

健康饮食指导

1. 葡萄最好连皮带子一起吃，因为很多营养成分都在皮和子中。
2. 吃葡萄后不要马上喝水，否则容易引起腹泻。
3. 葡萄避免用铁器盛装。

人群须知

1. 脾胃虚弱的人不可多食。
2. 肥胖及糖尿病患者不宜多食。

食材搭配红绿灯

葡萄	+ 枸杞子	✓ 补血养肝、抗衰老
葡萄	+ 糯米	✓ 预防贫血、消除疲劳

科普时间

葡萄含丰富的葡萄糖，可以迅速缓解疲劳、补充热量，对低血糖、工作压力大的人有很好的食疗作用。葡萄含有的花青素可抗衰老、促进皮肤细胞更新，使皮肤滋润保湿。

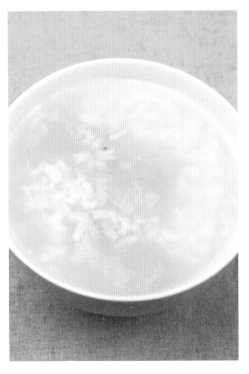

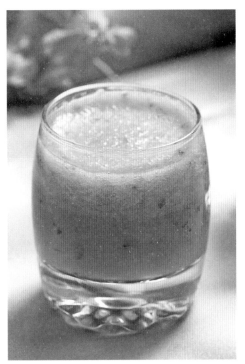

葡萄糯米粥

材料： 糯米 200 克，葡萄 150 克。

调料： 白糖少许。

做法：

① 糯米淘洗干净，放入清水中浸泡 2 小时；葡萄洗净，去皮、去子，对半切开。

② 锅中加入适量清水烧开，先放入糯米大火煮沸，再转小火煮至米粥将成，然后放入葡萄煮软，加白糖搅拌均匀即可。

番茄苹果葡萄饮

材料： 葡萄 200 克，番茄、苹果各 100 克。

做法：

① 番茄洗净，去皮，切小丁；葡萄洗净；苹果洗净，去皮、去核，切丁。

② 将上述食材放入果汁机中，加入适量饮用水搅打均匀即可。

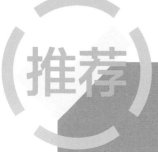

平菇

营养关键词： 钾、膳食纤维
推荐食量： 每日 50 克

营养含量

热量	20 千卡
蛋白质	1.9 克
脂肪	0.3 克
碳水化合物	4.6 克
膳食纤维	2.3 克
钾	258 毫克
铁	1.0 毫克

每 100 克可食部含量

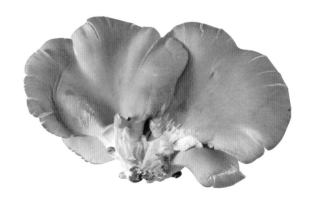

推荐理由

平菇低脂、高钾，还含有膳食纤维和多种维生素，有助于维持甲状腺功能正常，辅助治疗桥本甲状腺炎。

健康饮食指导

1. 新鲜的平菇出水较多，易被炒老，所以不要烹调过长时间。也可以在烹调前入沸水焯去多余的水分。
2. 平菇不宜浸泡太长时间，以免造成营养素的大量流失。

人群须知

菌类过敏者不宜食用。

食材搭配红绿灯

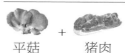

平菇 + 猪肉	🟢	增强人体免疫力
平菇 + 鸡蛋	🟢	养心润燥

科普时间

平菇富含多种维生素和矿物质，可作为体弱多病者的营养品，对肝炎、慢性胃炎、胃和十二指肠溃疡、高血压等有食疗作用。

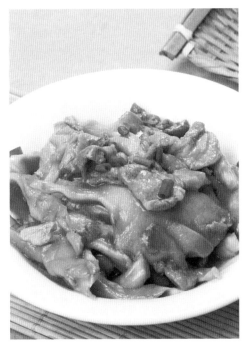

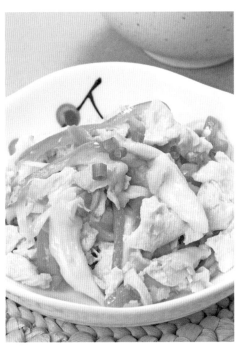

肉片炒平菇

材料： 平菇 300 克，猪瘦肉 100 克。

调料： 葱段 10 克，姜片、淀粉、酱油、
料酒各 5 克，水淀粉 15 克，盐
3 克。

做法：

① 平菇洗净，撕成条，放入沸水中焯
透，捞出，挤去水分；猪瘦肉洗净，
切片，加酱油、盐、料酒、淀粉拌匀，
腌渍 10 分钟。

② 锅置火上，放油烧热，放入葱段、
姜片爆香，再放入肉片煸炒至变色，
放入平菇条、酱油、盐小火炒至入味，
用水淀粉勾芡即可。

蛋香平菇

材料： 平菇 200 克，鸡蛋 2 个，青甜
椒 80 克。

调料： 葱花、姜末各 5 克，盐 3 克。

做法：

① 平菇洗净，撕成条；青甜椒去蒂及
子，切丝；鸡蛋加盐打散，炒熟备用。

② 锅内倒少许油，放葱花、姜末炒香，
放入平菇条，炒至平菇出水，放入青
甜椒丝、鸡蛋翻炒几下即可。

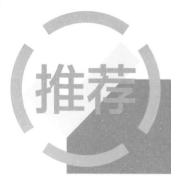

金针菇

营养关键词： 蛋白质、维生素 E

推荐食量： 每日 50 克

营养含量

热量	32 千卡
蛋白质	2.4 克
脂肪	0.4 克
碳水化合物	3.3 克
锌	0.39 毫克
维生素 E	1.14 毫克

每 100 克可食部含量

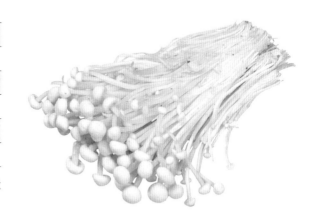

推荐理由

金针菇低脂，含维生素 E、蛋白质等，具有抗菌消炎、缓解疲劳等食疗功效，有助于辅助治疗甲状腺炎。

健康饮食指导

1. 未开伞、菇体洁白如玉、菌柄挺直、均匀整齐、无褐根、根部少粘连的好。
2. 金针菇不宜生吃，因为新鲜金针菇中含秋水仙碱，用沸水焯烫可将其破坏掉。

人群须知

金针菇性寒，脾胃虚寒、慢性腹泻者不宜多食。

食材搭配红绿灯

 + 益智、抑制癌细胞

金针菇　　猪瘦肉

 + 提高免疫力

金针菇　　菜花

科普时间

金针菇中赖氨酸的含量高，且含有一定量的锌，有促进儿童智力发育和健脑的作用，被誉为"益智菇"和"增智菇"。

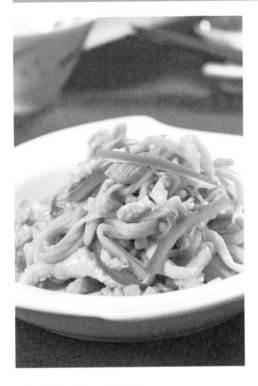

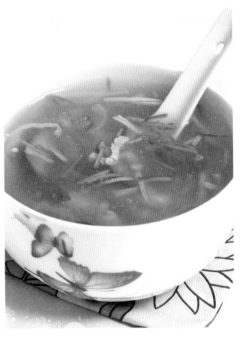

金针菇鸡丝

材料： 鸡胸肉 250 克，青甜椒 20 克，
　　　　金针菇 50 克。

调料： 葱丝、姜末、淀粉、盐各适量。

做法：

① 青甜椒去蒂及子，洗净，切丝；鸡
胸肉洗净，切丝，加姜末、淀粉腌渍；
金针菇洗净，略焯。

② 油锅烧热，炒熟鸡丝、金针菇，加
入葱丝、青甜椒丝略炒，加盐炒匀
即可。

双菇肉丝羹

材料： 金针菇 50 克，干香菇 15 克，
　　　　猪瘦肉 80 克，胡萝卜 30 克。

调料： 高汤适量，水淀粉 20 克，香菜
　　　　段、料酒各 5 克，盐 4 克。

做法：

① 猪瘦肉洗净切丝，加盐、料酒拌匀
稍腌；金针菇洗净焯水；干香菇泡发，
去蒂，洗净切丝；胡萝卜洗净切丝。

② 锅中倒入高汤煮沸，将所有材料放
入锅中小火煮约 10 分钟，加盐调味，
用水淀粉勾芡，撒香菜段即可。

(不推荐) 酗酒

长期大量饮酒会破坏身体免疫力，甲状腺更容易受到炎症侵害引发甲状腺炎。同时大量饮酒，酒精会抑制甲状腺功能，影响甲状腺激素分泌，引发其他甲状腺疾病。

建议成年男性每天饮酒的酒精量不超过 25 克，成年女性每天饮酒的酒精量不超过 15 克，总的来说就是小酌怡情，大酌伤身，不要酗酒。而且孕妇和儿童忌饮酒。

成年男性	一天酒精量 ≤ 25 克
相当于	
啤酒 750 毫升	
或	
红酒 250 毫升	
或	
白酒（40 度以下）75 克	

成年女性	一天酒精量 ≤ 15 克
相当于	
啤酒 450 毫升	
或	
红酒 150 毫升	
或	
白酒（40 度以下）50 克	

高碘饮食

碘是合成甲状腺激素的重要原料，健康人通过日常食用碘盐基本能满足身体对碘的需求，但是摄入过量就会增加桥本甲状腺炎的风险，对于已经患有桥本甲状腺炎的患者更不宜高碘饮食，应低碘饮食，避免加重病情。碘盐可以吃，但是海带、紫菜等含碘丰富的食物要少吃。

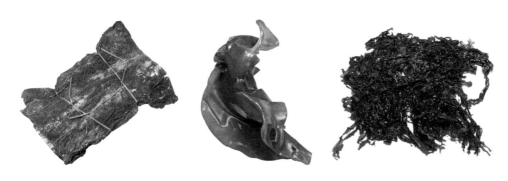

生活调养

颈部冷敷

甲状腺炎症状明显者会伴随颈部肿痛，可以用冷敷的方式缓解疼痛。用干净的毛巾包裹住冰块或者冰冻矿泉水瓶，敷在肿痛部位，冷敷 3~5 分钟后拿开，间歇片刻再继续敷，根据自身的感受重复动作。

做一做养心安神小动作

俗话说"怒火攻心"，暴躁、易怒的情绪会加重病情，所以甲状腺炎患者要学会调控情绪，忌经常发脾气、生气。除了尽量控制自己的情绪外，还可以做一些养心安神的动作，让自身达到一种平和的状态。

推手搓臂，除烦

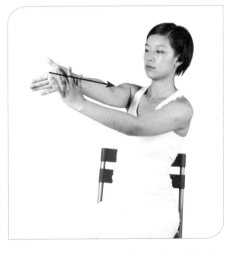 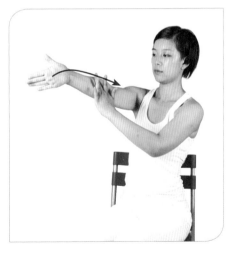

1 端坐位，两手伸直，掌心相对，用左手中指从右手中指末端沿手掌中线推移至肘窝中点，做 15~20 次。换侧，重复动作。

2 用左手中指从右手小指尖沿手掌靠身体一侧推移至肘窝，做 15~20 次。换侧，重复动作。

蜂鸣调息，让心情变平和

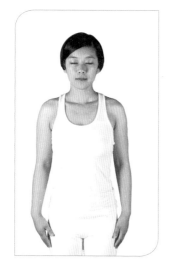 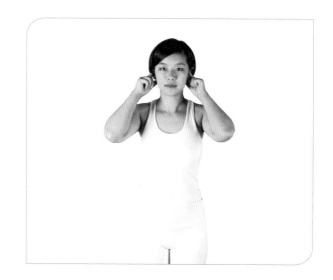

1 闭上双眼，放松全身；用鼻慢慢吸气，使胸腔蓄满气，屏气几秒钟。

2 将两手食指轻轻推进两外耳道，堵住两耳，嘴巴继续紧闭，分开上下牙齿，然后慢慢呼气，产生一种蜂鸣般的"嗡嗡声"。呼气时应该缓慢而有节律，将意识完全集中于声音的振动上。

手指弹桌，缓解压力

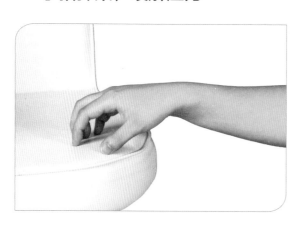

将双眼微闭，哼唱着自己喜欢的歌曲，或念着诗词，同时用手指有节奏地敲打桌面。

剧烈运动

　　人在剧烈运动时，体内会产生较多的肾上腺素等激素，当这些激素增加到一定数量时，会使脾脏产生白细胞的能力大大降低，此时如果有病菌侵袭就容易感染疾病，不利于甲状腺炎的治疗和恢复。一般而言，运动时可以说话但无法唱歌的状态，强度最适宜。

药物治疗

可用 β - 受体阻滞剂心得安，慎用抗甲状腺药物

　　甲状腺炎早期有可能出现甲亢症状，但一般都是短期的或一过性的，不建议随便服用抗甲状腺药物，避免药物促甲减早发。可以通过服用 β - 受体阻滞剂心得安改善心慌、出汗等症状。

亚急性甲状腺炎酌情口服甲状腺制剂

　　本病为自限性病程，预后良好。轻症者仅需服非甾体抗炎药，如阿司匹林等。

　　甲减或甲状腺功能正常，亚急性甲状腺炎反复发作，甲状腺肿大缩小不明显者可酌情口服甲状腺制剂，大多数患者服药数周后可以治愈。也有极少数人因为亚急性甲状腺炎反复发作导致甲减，则需要长期服药。

自身免疫性甲状腺炎应视甲状腺功能采取不同治疗方法

　　如果甲状腺功能正常，甲状腺肿大较小，也没有明显压迫症状，可以观察、随访复诊。如果出现明显的甲状腺肿大，而且伴有压迫症状，应采用优甲乐治疗。如果出现甲状腺功能减退的症状，要采用甲状腺素（如优甲乐、甲状腺片等）替代治疗。

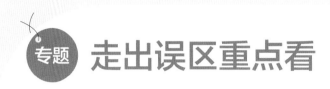

专题 走出误区重点看

1 甲状腺炎和甲状腺肿是一回事儿吗？

甲状腺炎可能会出现甲状腺肿大，但甲状腺炎和甲状腺肿不是一回事儿。甲状腺炎的甲状腺肿大是由于甲状腺组织的炎症反应引起的，如急性或亚急性甲状腺炎发作，大多伴有疼痛。而甲状腺肿是形态上的异常增大，不属于炎症病变，虽然肿大但可能不伴随疼痛。

2 如何辨别亚急性甲状腺炎（亚甲炎）与其他甲状腺疾病？

亚甲炎 VS 甲亢

相同：都有甲亢表现。

不同：① 甲亢时，甲状腺激素水平以及摄碘率都升高；亚甲炎时，甲状腺激素水平升高，摄碘率降低。② 甲亢时，无甲状腺疼痛或疼痛轻微；亚甲炎时，甲状腺疼痛明显。

亚甲炎 VS 桥本甲状腺炎

相同：都有甲状腺肿大。

不同：桥本甲状腺炎时，发病缓慢，甲状腺肿质地较硬，疼痛不明显；亚甲炎时，发病快，甲状腺肿质地较软，有明显痛感。

亚甲炎 VS 急性化脓性甲状腺炎

相同：都有发热、甲状腺肿大和疼痛的表现。

不同：急性化脓性甲状腺炎时，有颈部蜂窝组织炎症，有脓肿，有全身感染中毒症状；亚甲炎时，甲状腺虽然有疼痛，但局部没有红肿热痛和化脓表现，发热相对较轻。

Part

9

别让甲状腺疾病夺走
做妈妈的权利，孕
妈妈的调养

不孕可能是
甲状腺在找茬

一般每周 2 次以上有规律的性生活且不采取避孕措施的夫妻中，50% 的女性 3 个月内会妊娠，72% 的女性半年内会妊娠，85% 的女性一年内会妊娠，如果一年以上没有妊娠成功的，被称为不孕。不孕分为原发性不孕和继发性不孕，原发性不孕是指从没有获得过妊娠者，而曾经生育、人工流产、自然流产等有过妊娠后发生的不孕，称为继发性不孕。

不孕的原因有很多，也可能同时存在多种因素，其中甲状腺功能亢进或低下会引起排卵障碍导致不孕。

从排卵到受精

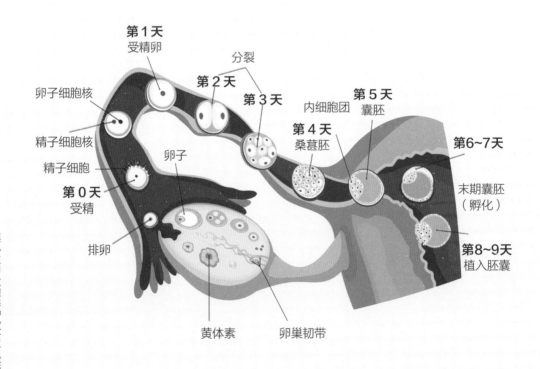

甲亢、甲减影响下丘脑－垂体－卵巢轴导致排卵障碍

女性一出生，身体就带有一定数量的卵子，埋在卵巢中"休眠"。到了青春期，下丘脑会命令脑垂体分泌促性腺激素，使卵巢苏醒，不成熟的卵泡就会逐渐发育，同时合成雌性激素。当卵泡发育成熟，一枚卵子就会从卵巢中挣脱而出，这就是排卵。

正常的排卵过程需要合适的性激素水平，排卵前，卵泡分泌的雌二醇促使下丘脑释放大量促性腺激素释放激素，继而引起垂体释放促性腺激素（黄体生成素LH 和卵泡刺激素 FSH），产生黄体酮，促进排卵。

甲状腺分泌的甲状腺激素可以促进卵泡的发育和性激素的正常分泌，一旦甲状腺分泌水平出现异常，就会影响排卵，减少女性受孕机会。

┤科普时间├

甲状腺疾病对男性生育的影响

1.甲亢会导致男性勃起障碍

男性甲亢患者的甲状腺激素分泌过多，交感神经兴奋性增高，使得人体物质代谢速度和氧化速度明显加快，会引发一系列代谢紊乱，造成人体包括生殖系统在内的各脏器功能发生改变。最直接的影响就是男性会出现勃起功能障碍，从而导致不育。

2.甲减会使男性性欲降低、少精

甲减会引起患者性功能紊乱或障碍，最突出的表现就是性欲降低，大多数甲减患者都会表现出不同程度的性欲减退，还有很大比例的患者会出现阳痿、性冷淡现象。

这种情况，通过及时治疗一般会有所改善，但如果没有及时发现并治疗，甲减一旦发展到重度，内分泌环境会发生很大变化，致使睾酮分泌减少，精子生成减少，生殖功能会受到很大的损害，严重者还会出现少精甚至无精的情况，导致不育。

甲状腺疾病
会增加流产的风险

中、重度甲亢易引发流产

一般情况，轻度甲亢不会引起流产，很多患有轻度甲亢的女性也能通过药物治疗将甲状腺激素水平控制在正常水平，从而顺利度过孕期，但如果是中、重度甲亢，通过药物治疗效果不好，甲亢病情并未得到有效控制的话，会显著增加流产、早产的发生率。甚至有的孕妈妈完全没有对甲亢进行针对性治疗，这一类人群的自然流产率可以达到 11%~25%。

由此可见，甲亢的病情轻重程度对流产的影响是不一样的，如果病情较重或者经过治疗效果不明显，不宜备孕，以免发生流产、早产，或者对胎宝宝的生长发育产生不良影响。只要积极治疗甲亢，将指标控制在一定范围内，即可安心怀孕。

甲减孕妈妈自然流产的风险很大

患有甲减的孕妈妈自然流产的风险也很大，尤其要注意亚临床甲减，由于症状不明显，很容易被忽视，从而发展成临床甲减，进一步增加流产的风险，或者造成胎宝宝发育不良或者早产。

甲状腺自身抗体也来添乱

甲状腺自身抗体显示阳性的孕妈妈，如果合并妊娠期甲减的话，在孕早期 3 个月内的自然流产风险会更高，单纯甲状腺自身抗体阳性的孕妈妈也可能会发生自然流产，即使再次怀孕，出现反复自然流产的风险也很高。所以，甲状腺自身抗体也会影响孕妈妈的顺利妊娠过程。

甲状腺功能异常，
治疗达标后可以怀孕

孕妈妈的甲状腺激素水平对胎儿的发育至关重要，在孕 12 周前，胎儿完全依赖于胎盘从母体摄取甲状腺激素，所以孕妈妈的甲状腺激素水平决定了胎儿的神经发育。

甲状腺功能异常产生的后果

甲亢 ——→ 导致胎儿早产、流产、死胎

甲减 ——→ 导致胎儿流产、早产，影响胎儿的骨骼和神经系统发育，导致孩子身材矮小、智力低下

孕前甲状腺功能筛查不可少

甲状腺功能异常的女性怀孕概率比正常女性低，但现在有很多理想的治疗方法，包括药物和手术等，如果能及时诊断、有效治疗，使得各项指标达标之后，甲状腺功能异常的女性也可以正常怀孕。

所以，孕前进行甲状腺功能筛查非常重要，尤其是高危人群：甲亢、甲减或甲状腺叶切除人群，有甲状腺疾病家族史人群，甲状腺自身抗体阳性人群等，更有必要进行甲状腺功能筛查。

有效治疗可平稳甲状腺激素水平

甲减：一般采用优甲乐治疗，将甲状腺激素水平恢复到正常状态，从而恢复正常月经，增加自然妊娠率。

甲亢：甲状腺不肿大或者轻度肿大的甲亢患者，经过 1~2 年规律治疗，用最小剂量的他巴唑（5 毫克 / 天）或丙硫氧嘧啶（50 毫克 / 天）维持半年以上甲状腺功能正常值，停药后半年到一年内没有复发，可以妊娠。如果甲亢控制不理想，用最小剂量维持时病情反复，或者甲状腺明显肿大、突眼严重，建议采用手术或放射碘治疗，半年到一年内甲状腺功能正常后再妊娠。

甲状腺疾病患者的孕育红绿灯

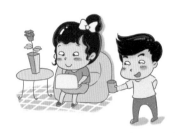

孕前

✅ 咨询医生，保持病情稳定。

❌ 接受过手术或放射碘 131 治疗，半年内不宜怀孕。

孕中

✅ 甲亢患者宜减少抗甲状腺药的用量。

✅ 甲减患者需维持治疗，带药怀孕。照常服用甲状腺药物，稳定病情，避免流产或早产。

❌ 甲亢患者忌中途停药，病情好转也不能随意停止用药。

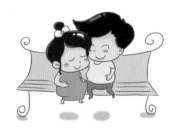

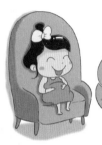

产后

✅ 检查新生儿呆小症。

✅ 甲状腺药物照常服用，定期检查。

❌ 忌亚临床甲减孕妇分娩后不复查，否则易导致产后甲状腺炎。

妊娠期的甲状腺功能检查

在备孕阶段，医院孕检要求里会包含甲状腺功能检查，如果孕前没有做这项检查的孕妈妈，在孕8周之前最好补做此项检查。

甲状腺跟怀孕的关系，直白来说就是怀孕可使已有的甲状腺疾病加重，也会增加甲状腺疾病发生的风险，而未控制的甲状腺疾病会影响宝宝的神经和智力发育。妊娠甲状腺疾病对母婴的危害不亚于妊高征、妊娠糖尿病等孕期常见病，更可怕的是它早期没有明显的症状，所以即使孕前没有甲状腺疾病，孕期也没有出现甲状腺异常的症状，还是应该做甲状腺检查。

看懂甲状腺功能检查单

妊娠期甲状腺功能检查主要是抽取静脉血化验甲功五项，不需要空腹，不受饮食的影响，干扰因素少。检查结果重点关注促甲状腺激素（TSH）、血清游离甲状腺素（FT_4）。重点排查常见甲状腺疾病：甲亢、甲减、亚临床甲亢、亚临床甲减。

妊娠甲功异常	TSH	FT_4
临床甲减	↑↑	↓
亚临床甲减	↑（<10）	正常
低T_4血症	正常	↓
临床甲亢	↓↓	↑↑
亚临床甲亢	↓	正常

2015418543

产科门诊

中国医学科学院
北京协和医学院 **北京協和醫院** 检验报告单

甲功2+甲功3

病案号：C560146

| | 姓名： | | 年龄：43 岁 | | 性别：女 | ID号： | C560146 |
| 科别：产科门诊 | | | 诊断：妊娠状态 | | 样本：血 | 样本号： | 20160513HBA765 |

	英文	中文名称	结果		单位	参考范围
1	FT3	游离三碘甲状腺原氨酸	3.36		pg/ml	1.80 - 4.10
2	FT4	游离甲状腺素	1.260		ng/dl	0.81 - 1.89
3	T3	三碘甲状腺原氨酸	1.390		ng/ml	0.66 - 1.92
4	T4	甲状腺素	8.50		μg/dl	4.30 - 12.50
5	TSH3	促甲状腺激素	0.293	↓	μIU/mL	0.38 - 4.34
6	A-Tg	甲状腺球蛋白抗体	<10.00		IU/ml	<115
7	A-TPO	甲状腺过氧化物酶抗体	6.38		IU/ml	<34

TSH 高于 2.5mIU/L 怎么办

妊娠期间的促甲状腺激素（TSH）正常值，根据 2012 年美国甲状腺协会建议：孕早期 TSH 正常值在 0.1~2.5mIU/L，孕中期在 0.2~3.0mIU/L，孕晚期在 0.3~3.0mIU/L。TSH 在 2.5~4.5mIU/L，甲状腺激素水平正常，可以诊断妊娠亚临床甲减。当 TSH > 10mIU/L，甲状腺激素水平正常，则为临床甲减，必须给予药物治疗。

如果 TSH 指标高于 2.5mIU/L，甲状腺激素水平仍处于正常，甲状腺抗体阴性，需要进行尿碘检测来进一步查找原因。如果是碘摄入不足引起的，那么可通过饮食调整，比如增加海带、紫菜等含碘高的食物，并定期进行甲状腺功能和尿碘水平的监测即可。

如果 TSH 升高不是由于缺碘引起的，要及时进行药物干预，可选用左甲状腺素钠片（优甲乐），服药 2 周后复查，遵医嘱调整剂量。

TSH 低于正常下限怎么办

当 TSH 低于正常下限时，应明确是由妊娠一过性甲亢引起的生理现象，还是由妊娠合并甲亢引起的。

孕期胎盘分泌大量的绒毛膜促性腺激素（HCG），HCG 与垂体 TSH 结构很相似，即 HCG 也有一定的 TSH 作用，可抑制 TSH 的分泌。当 HCG 分泌显著增多时，大量 HCG 刺激甲状腺滤泡细胞表面的 TSH 受体，甲状腺分泌甲状腺激素增多，出现甲亢症状，也称"妊娠一过性甲亢（GTT）"，同时 TSH 可出现一过性的降低。对于这种情况，多不需要用药物治疗，是正常的生理现象。也就是说，妊娠期女性有甲亢倾向，容易漏诊甲减而误诊甲亢。随着妊娠过程的进展，胎盘分泌的 HCG 逐渐减低甚至消退，到孕中期可恢复正常。

妊娠合并甲亢也会出现 TSH 降低，同时会出现血清 TT_4、FT_4 增高。对于这种情况，要及时到内分泌科就诊，采取合适的治疗方法。

甲亢孕妈妈饮食调养

首先要做到营养充足且均衡

　　女性妊娠后每天所摄入的食物除了维持自身代谢需要外，还要保证胎儿的生长发育，胎儿的营养完全由孕妈妈从食物中获取。甲亢患者代谢率增高，热量消耗增多，如果甲亢孕妈妈补充营养不及时，长期处于营养不良的状态，胎儿无法获取充足的营养，就可能导致发育迟缓、停止发育、胎儿畸形、早产等，所以保证甲亢孕妈妈摄入的营养充足且均衡是最基本的健康保证，但是要忌高碘海产品如海带、紫菜、贻贝、海杂鱼、虾皮、海米。

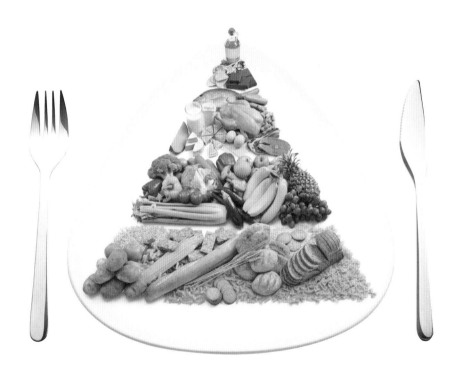

孕早期： 参照膳食宝塔每日推荐量，维持孕前的平衡膳食
孕中期： 每天额外增加 200 克奶，鱼、禽、蛋、瘦肉增加 50 克左右
孕晚期： 每天额外增加 200 克奶，鱼、禽、蛋、瘦肉增加 125 克左右

每日热量摄入要高于正常孕妈妈 15%~50%

孕早期，孕妈妈的基础代谢基本与孕前相同，然而随着胎宝宝的生长发育，基础代谢会逐渐增加，中国营养学会推荐孕妈妈在孕中期每天增加 300 千卡的热量。

而患有甲亢的孕妈妈由于甲状腺激素分泌过多，身体代谢速度加快，对热量和营养物质的需求高于正常孕妈妈，每日热量摄入应比正常孕妈妈高 15%~50%，每日应增加 345~450 千卡的热量。

提供 345~450 千卡热量

| 170 克杂粮饭 | + | 1 个鸡蛋 | + | 4 颗板栗 ≈ 345 千卡 |
| 170 克杂粮饭 | + | 2 个鸡蛋 | + | 6 颗板栗 ≈ 442 千卡 |

每日摄入 100 克以上的蛋白质

甲状腺激素分泌过多时，蛋白质分解加速，排泄增加，很容易引发营养不良、腰酸背痛、代谢功能衰退等症状。所以，甲亢孕妈妈需要额外补充蛋白质，每日最好摄入 100 克以上的蛋白质。

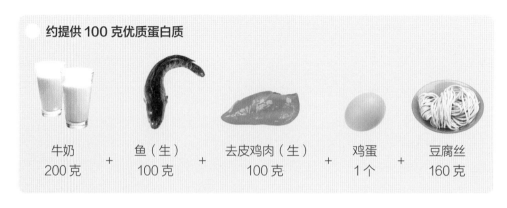

约提供 100 克优质蛋白质

牛奶 200 克 + 鱼（生）100 克 + 去皮鸡肉（生）100 克 + 鸡蛋 1 个 + 豆腐丝 160 克

连小兰甲状腺养护饮食升级版

每日需摄入叶酸 600 微克

叶酸是胎宝宝大脑发育的关键营养素，孕前及整个孕期都需要适量补充，以预防胎儿神经管畸形。孕妈妈对叶酸的需求量比正常人高，每日需要约 600 微克才能满足胎宝宝生长需求和自身需要。加上我国育龄女性体内叶酸含量普遍偏低，因此孕期更要重视叶酸的补充。

人体不能自己合成叶酸，只能从食物中摄取，因此应该牢记富含叶酸的食物，让它们经常出现在餐桌上。另外，在以食补为主的基础上，适当补充叶酸片是很有必要的。一般正常饮食的情况下，每天服用 400 微克的叶酸片或者复合维生素片即可满足一日的叶酸需求。但要注意，复合维生素的选择应关注碘含量情况。

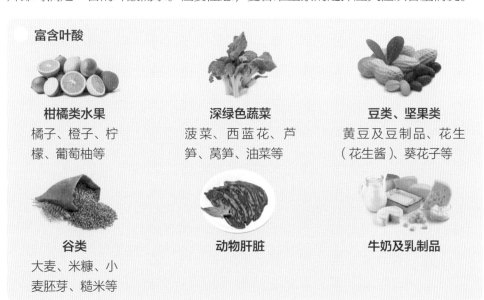

富含叶酸

柑橘类水果
橘子、橙子、柠檬、葡萄柚等

深绿色蔬菜
菠菜、西蓝花、芦笋、莴笋、油菜等

豆类、坚果类
黄豆及豆制品、花生（花生酱）、葵花子等

谷类
大麦、米糠、小麦胚芽、糙米等

动物肝脏

牛奶及乳制品

矿物质易消耗，低碘补锌

由于甲状腺亢进而引起消耗过度，甲亢孕妈妈很容易出现矿物质缺乏的症状，特别是缺锌。孕妈妈缺锌会导致胎宝宝发育迟缓，容易生出低体重儿，甚至出现胎儿畸形，所以要重点补充富含锌的食物。

瘦肉、蛋、奶、海产品、蘑菇、坚果类食物都是锌的良好来源，但是甲亢孕妈妈不能再增加碘的摄入，否则会加重甲亢症状。海产品含碘比较丰富，所以孕妈妈最好通过瘦肉、奶、蘑菇、坚果来补锌。

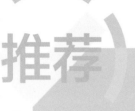

小米

营养关键词： 碳水化合物、B 族维生素
推荐食量： 每餐 30~50 克

营养含量

热量	361 千卡
碳水化合物	75.1 克
脂肪	3.1 克
蛋白质	9.0 克
钙	41 毫克
胡萝卜素	100 微克
维生素 B_1	0.33 毫克

每 100 克可食部含量

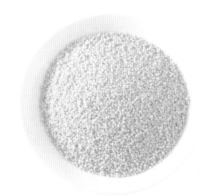

推荐理由

　　小米富含碳水化合物，是甲亢孕妈妈很好的热量来源，同时小米含有的维生素 B_1、维生素 B_2 可帮助改善孕吐引起的食欲缺乏。小米蛋白质中的色氨酸可转变成血清素，有助于安眠。

健康饮食指导

1. 小米中的氨基酸组成不理想，宜和富含赖氨酸的豆类同食。
2. 小米煮粥不宜过于稀薄，不宜加碱或小苏打。

人群须知

1. 小便清长者慎食。
2. 胃寒者慎食。

食材搭配红绿灯

小米	+	鸡蛋	✅ 提高蛋白质的吸收利用
小米	+	牛奶	✅ 补虚损、助眠

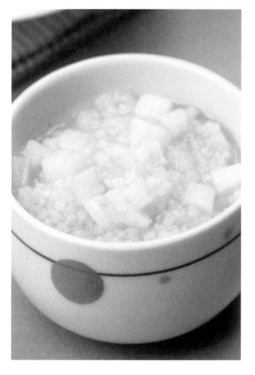

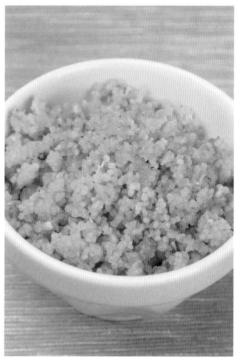

小米山药粥

材料： 小米 60 克，大米 40 克，山药 100 克。

做法：

① 山药去皮，洗净，切小丁；小米和大米分别淘洗干净。

② 锅置火上，倒入适量清水烧开，下入小米和大米，大火烧开后转小火煮至米粒八成熟，放入山药丁煮至粥熟即可。

素炒小米

选择无碘盐

材料： 小米 100 克，牛奶 240 克，胡萝卜、土豆、莴笋各 30 克，鸡蛋 1 个。

调料： 葱花、盐各适量。

做法：

① 小米洗净，用牛奶泡 1 小时，取出蒸熟，凉凉后搓散；鸡蛋取蛋黄打散；胡萝卜、土豆、莴笋均洗净，去皮，切末。

② 油微热，爆香葱花，放入胡萝卜末、土豆末、莴笋末炒熟，倒入小米、蛋黄炒匀，加盐调味即可。

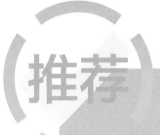
花生

营养关键词： 脂肪、蛋白质、镁、锌

推荐食量： 每日 30 克

营养含量

热量	574 千卡
碳水化合物	16.2 克
脂肪	44.3 克
蛋白质	24.8 克
维生素 E	18.09 毫克
锌	2.5 毫克
镁	110 毫克

每 100 克可食部含量

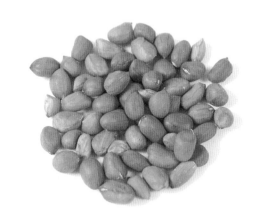

推荐理由

花生富含蛋白质和脂肪，特别是不饱和脂肪酸的含量很高，还含有多种维生素和矿物质，是甲亢孕妈妈良好的热量和营养来源。另外，孕妈妈常吃花生能够预防产后缺乳。

健康饮食指导

1. 花生应连同红衣一起食用，能够起到养血、补血的作用。
2. 花生霉变后含有大量致癌物质，不可食用。

人群须知

患胆道疾病或胆囊切除及肠胃功能不好的人、血黏度增高或有血栓的人不宜食用。

食材搭配红绿灯

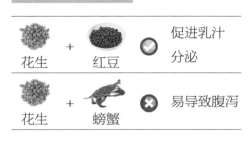

花生	+ 红豆	✓	促进乳汁分泌
花生	+ 螃蟹	✗	易导致腹泻

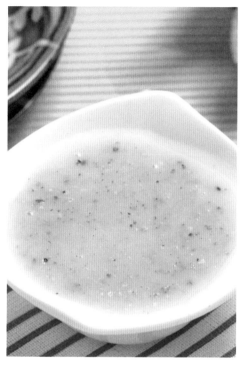

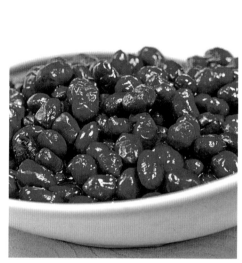

花生红豆红枣米糊

材料： 大米、花生米各 30 克，红豆、核桃仁各 20 克，红枣、熟黑芝麻各 5 克。

做法：

① 大米淘洗干净，浸泡 2 小时；红豆洗净，浸泡 4~6 小时；红枣洗净，去核；花生米、核桃仁洗净。

② 将全部食材倒入全自动豆浆机中，加水至上下水位线之间，按下"米糊"键，煮至米糊做好即可。

微波老醋花生

选择无碘盐

材料： 净花生米 200 克。

调料： 陈醋 30 克，白糖、盐各 5 克。

做法：

① 陈醋加白糖、盐调成味汁。

② 取微波炉器皿，放花生米、盐和油拌匀，中火档加热 4 分钟，取出，翻动，再次加热 3 分钟，取出，凉凉即可。

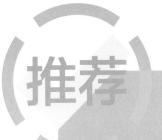

猴头菇

营养关键词：钙、膳食纤维、植物多糖

推荐食量：每日 50 克（鲜品）

营养含量

热量	21 千卡
碳水化合物	4.9 克
脂肪	0.2 克
蛋白质	2.0 克
膳食纤维	4.2 克
钙	19 毫克
磷	37 毫克

每 100 克可食部含量

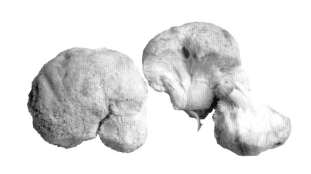

推荐理由

　　猴头菇是低脂食物，还富含多种维生素和矿物质，甲亢孕妈妈吃猴头菇，有助于饮食的多样化，为营养助力。

健康饮食指导

1. 猴头菇有微微的苦味，烹调前用淡盐水浸泡 1 小时，能减少苦味。
2. 在烹调猴头菇时，要把它烹调得很软烂，营养才能更好被人体吸收。

人群须知

　　对菌类食物过敏者忌食。

食材搭配红绿灯

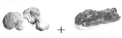

 +   健脾益胃

猴头菇　　猪肉

猴头菇　　乌鸡　　养胃、强体

科普时间

　　猴头菇有"山珍猴头、海味燕窝"的说法，含有不饱和脂肪酸，能降低血胆固醇和甘油三酯含量，调节血脂，利于血液循环，是心血管患者的理想食品；含有的多糖、多肽类物质能抑制癌细胞，有很好的防癌抗癌功效。

连小兰甲状腺养护饮食升级版

194

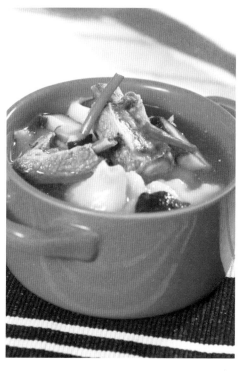

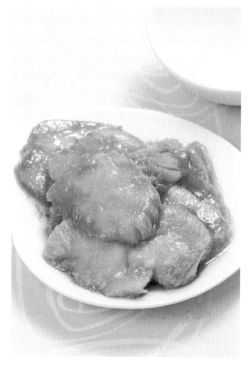

猴头菇清炖排骨

选择无碘盐

材料： 鲜猴头菇 200 克，猪排骨 250
克，干香菇 3 朵。

调料： 酱油、盐各 3 克，葱段 5 克。

做法：

① 将鲜猴头菇浸泡洗净，倒入沸水中
焯透，去除苦味；香菇泡发后切片；
猪排骨洗净后切成小块。

② 将猴头菇、香菇片、排骨块一起放
入锅中，放适量水，用大火煮 45 分钟，
加入盐、酱油拌匀，撒上葱段即可。

鲍汁猴头菇

材料： 泡发猴头菇 200 克。

调料： 鲍汁 30 克，生抽、蚝油、白糖
各 5 克。

做法：

① 将发好的猴头菇洗净，切片；将蚝
油、白糖、生抽、少许水调成味汁。

② 锅内倒油烧热，将菇片煎黄，烹
味汁烧入味，待菇片变软时，淋鲍
汁即可。

不推荐 滥用补品

虽然甲亢期间需要补充热量、蛋白质以及多种维生素和矿物质，但是没有必要通过补品大补身体，只要坚持合理的饮食，基本上都能保证充足的营养。有些补品中含有较多的激素，孕妈妈滥用这些补品会影响正常饮食营养的摄取和吸收，干扰胎宝宝的生长发育。

吃过咸的食物

过咸的食物一般含盐都比较多，妊娠期甲亢时，摄入过多的碘会加重病情。另外，盐中还含有大量的钠，身体摄入过多钠，血液中的钠和水会由于渗透压的改变渗入到组织间隙中，形成水肿使血压升高。

吃零食无节制

孕期虽然并不禁止孕妈妈吃零食，但是不能无节制地吃。零食中大多含糖、盐较高，如薯片、炸面包圈、各种糖果等，过多食用容易造成孕期肥胖、"三高"等，应少吃或者不吃。还有一些零食含有较多的人工色素等添加剂，孕妈妈经常食用，不利于身体代谢。

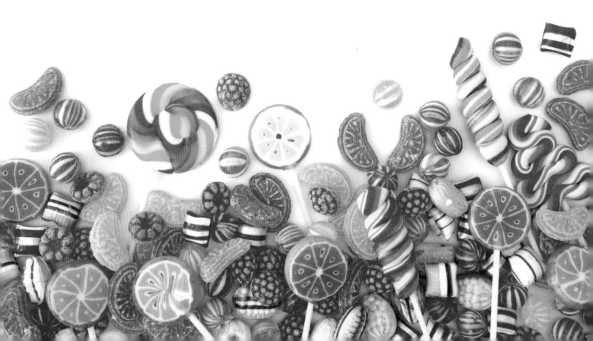

吃高碘食物

碘是甲状腺激素的主要原料，患有甲亢的孕妈妈如果再摄入过多的碘，可能使甲状腺组织硬化，病情不容易好转，还会影响治疗甲亢药物的疗效。所以，对于甲亢孕妈妈来说，含碘极高的海带、紫菜、海杂鱼、贝类等食物应禁食，以免碘摄入过量对病情不利。

纯吃素

相对普通孕妈妈来说，患有甲亢的孕妈妈由于新陈代谢加快，热量和营养需求明显增加，必须通过摄入丰富的食物来保证营养充足且均衡，如果纯吃素，很容易造成蛋白质、脂肪的摄入量达不到营养需求，不利于控制甲亢病情，也会影响胎宝宝的生长发育。

贪享加工的酸味食物

有的孕妈妈早孕反应比较剧烈，呕吐、无食欲容易让身体热量缺乏，特别是患有甲亢的孕妈妈更需要摄入高于健康孕妈妈的热量，所以可以吃些酸味食物开胃促食。但是需特别注意的是，不宜吃加工的酸味食物，如酸菜、泡菜等，因为这些腌制的酸味食物营养及卫生难以保证，含钠量极高。可改食天然酸味食物，如番茄、樱桃、杨梅、石榴、橘子、草莓、葡萄等。

过多吃菠菜

菠菜的叶酸含量极为丰富，是补充叶酸的良好来源。但是，菠菜中含有较多的草酸，草酸会影响身体对钙、锌等矿物质的吸收，不利于孕妈妈营养的补充。

所以，不能为了补充叶酸而盲目地吃大量菠菜。在烹饪菠菜之前需要用沸水焯一下，溶解掉一部分草酸，同时要注意烹饪时间，不宜时间过长，避免营养流失。

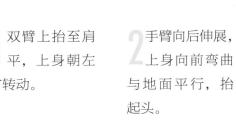

甲亢孕妈妈生活调养

做舒缓心情的运动，调节烦躁情绪

孕妈妈可以在空气新鲜的户外，或者通风良好的室内，做一些舒缓心情的运动，缓解孕妈妈心理和生理的不适，一扫甲亢带来的烦躁情绪。

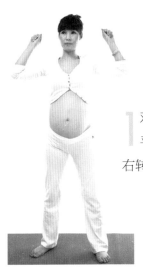

1 双臂上抬至肩平，上身朝左右转动。

2 手臂向后伸展，上身向前弯曲与地面平行，抬起头。

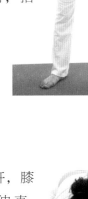

3 双脚用力分开，蹲下，双手抓住跟腱处。

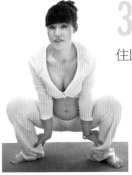

4 两脚分开，膝盖尽量伸直，双手抓住两脚踝。

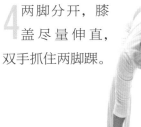

连小兰甲状腺养护饮食升级版

198

多晒太阳，补充维生素 D

建议孕妈妈适当多晒晒太阳，太阳光中的紫外线照射到人体皮肤上，能使皮肤中的 7- 脱氢胆固醇转变为维生素 D。相对于普通人来说，孕妈妈对维生素 D 的需求量增多，多晒太阳能促进胎儿骨骼和牙齿的发育。但也要注意晒太阳的时间，尽量避免在紫外线照射强烈的时段，每次晒半小时即可。

情绪暴躁

情绪波动大、易怒是甲亢的临床表现之一，但是作为孕妈妈，不稳定的情绪会影响胎儿的生长发育。因此孕妈妈要保持心态平和，有利于改善胎盘供血量，促进胎宝宝的健康发育。可以适度做一些家务活儿缓解烦躁情绪，使心情舒畅，还可以起到锻炼的作用。如果孕妈妈在怀孕期间能够保持快乐的心情，宝宝出生后一般性情平和，情绪稳定，少哭闹。

提示：做家务活时要注意避免登高爬低，也不可长时间蹲着，还要避免长时间接触冷水，或使用刺激性强的洗涤剂。

贪凉

甲亢孕妈妈基础代谢明显升高，使氧耗和产热均增加，散热也加速，所以甲亢孕妈妈会有多汗、怕热的表现，但是也不能一味贪凉，避免感冒等影响甲亢病情的控制。因此，日常起居要注意适当增减衣服，避免忽冷忽热，寒冷季节外出要做好保暖，夏季使用空调要温度适宜，控制在 22~24℃为宜。

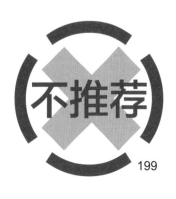

不推荐

199

甲亢孕妈妈药物治疗

妊娠期治疗首选丙硫氧嘧啶（PTU）

治疗甲亢的药物主要有两种，丙硫氧嘧啶（PTU）和甲巯咪唑（MMI），妊娠期治疗首选 PTU。

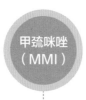

甲巯咪唑
（MMI）

影响胎儿发育，如果孕妈妈用药过量，则会引起胎宝宝甲状腺功能减退及甲状腺肿，导致围产期胎儿死亡率及难产率升高。

丙硫氧嘧啶
（PTU）

胎盘通过率仅为 MMI 的 25%，且所致皮肤发育不全、气管食管瘘、面部畸形等较甲巯咪唑少见。

放射碘 131 治疗妊娠期甲亢是绝对禁忌的

放射碘 131 治疗时放射性碘容易透过胎盘，虽然胎儿所接受的辐射剂量与母亲全身剂量相当，但即使是小剂量也会给胎儿造成较高的辐射。因此，妊娠期禁用放射碘 131 治疗。

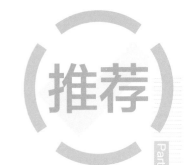

甲减孕妈妈饮食调养

补碘盐同时定期摄入含碘高的食物

患有妊娠期甲减（缺碘引起）的孕妈妈体内甲状腺激素低于正常水平，同时，由于孕期机体循环血量增加、胎盘激素水平变化，需要合成的甲状腺激素比孕前要多很多，碘元素是甲状腺合成甲状腺激素的必需元素，所以，补充足量的碘十分重要。

除了服用必要的碘制剂之外，日常饮食中要用碘盐，还应增加含碘量较高的食物，如海带、紫菜、海鱼、贝类等。

每天摄入蛋白质不低于 100 克

蛋白质是维持人体正常免疫功能所必需的营养素，每天摄入足量的蛋白质才能维持人体蛋白质平衡。尤其是患有甲减的孕妈妈，小肠黏膜更新速度减慢，白蛋白浓度降低，为了满足自身和胎宝宝的生长需要，必需供给足量蛋白质。所以在日常饮食中宜多选用优质蛋白质食物，如鱼、虾、瘦肉等。

低脂饮食

甲减时，人体血浆中的胆固醇排出较缓慢，因而使血中胆固醇浓度升高。所以，患有甲减的孕妈妈往往还会伴有血脂偏高的症状，必须限制脂肪摄入，选择低脂饮食。可以多选择鸡胸肉、鱼肉、牛瘦肉，既能补充丰富的蛋白质，脂肪含量也较低。同时摄入多种蔬菜，为身体补充多种维生素和矿物质。

补铁和维生素 B_{12}

甲状腺激素可以刺激造血功能，所以当甲状腺激素减少时，造血功能也会减退，很容易引起贫血。如果甲减孕妈妈同时伴有贫血症状，应及时补充富含叶酸、铁、铜和维生素 B_{12} 的食物，如动物血、深绿色蔬菜等，同时遵医嘱服用铁剂等。

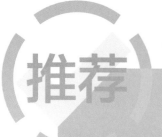

虾

营养关键词： 蛋白质、硒、钙

推荐食量： 每日 40~75 克

营养含量

热量	79 千卡
碳水化合物	1.5 克
脂肪	0.6 克
蛋白质	16.8 克
钙	140 毫克
硒	56.41 微克
锌	1.44 毫克

每 100 克可食部含量

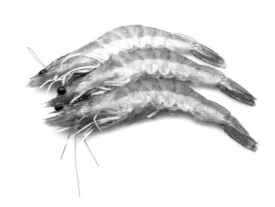

推荐理由

　　虾中富含优质蛋白质、硒，脂肪含量低，是甲减孕妈妈低脂饮食的良好食物来源。而且虾相对含碘量丰富，可以作为缺碘性甲减补碘的食物来源。

健康饮食指导

1. 虾要吃新鲜的，新鲜的虾体表有光泽，体两侧和腹面为白色，虾体完整，虾壳与虾肉紧贴。当用手触摸时，感觉硬而有弹性。
2. 虾头一般含有较多重金属类物质，应尽量不吃。

人群须知

　　过敏性鼻炎、支气管炎、皮肤疥癣患者慎食。

食材搭配红绿灯

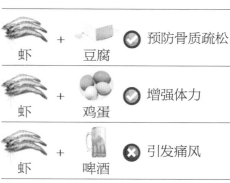

虾 + 豆腐	✓ 预防骨质疏松
虾 + 鸡蛋	✓ 增强体力
虾 + 啤酒	✗ 引发痛风
虾 + 茶	✗ 影响营养吸收

连小兰甲状腺养护饮食升级版

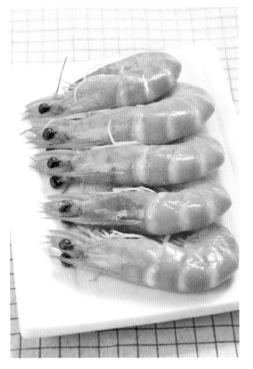

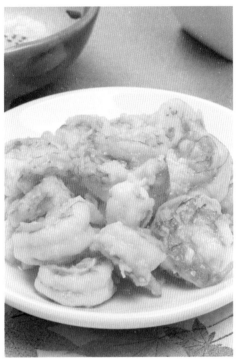

盐水虾

材料： 虾300克。

调料： 葱段、姜片各5克，料酒10克，花椒2克，大料1个，盐4克。

做法：

① 虾洗净控干。

② 锅置火上，倒入清水，放入葱段、姜片、料酒、花椒、大料烧沸。

③ 将虾倒入锅内，煮2分钟，加盐再煮1分钟关火，闷15分钟左右即可。

水晶虾仁

材料： 虾仁300克，蛋清1个。

调料： 姜末、料酒各5克，盐3克，水淀粉、淀粉、高汤各适量，香油少许。

做法：

① 虾仁洗净，控干，用姜末和料酒腌渍10分钟。

② 蛋清、淀粉加水调成糊，加虾仁拌匀，放入油锅中滑散，变色后捞出。

③ 锅烧热后放高汤、盐烧开，加水淀粉勾芡，倒入虾仁翻炒片刻后，点香油调味即可。

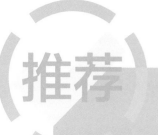
鲫鱼

营养关键词： 蛋白质

推荐食量： 每日 40~75 克

营养含量

热量	108 千卡
碳水化合物	3.8 克
脂肪	2.7 克
蛋白质	17.1 克
锌	1.9 毫克
钙	79 毫克
磷	193 毫克

每 100 克可食部含量

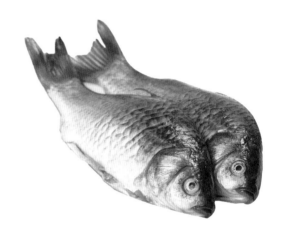

推荐理由

鲫鱼所含的蛋白质质优、齐全、易于消化吸收，是甲减患者高蛋白饮食的良好来源，而且还有补气血、促进乳汁分泌的功效，有助于产后母乳喂养。

健康饮食指导

1. 在烹制前一定要将鲫鱼体内的黑色腹膜去掉，因为其腥味较重，且含有害物质。

2. 鲫鱼要吃新鲜的，有红斑或者溃疡的不能吃，对身体有害。

人群须知

皮肤病患者、感冒发热者不宜多食。

食材搭配红绿灯

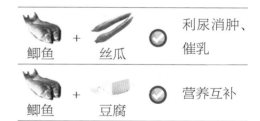

鲫鱼	＋ 丝瓜	✓	利尿消肿、催乳
鲫鱼	＋ 豆腐	✓	营养互补

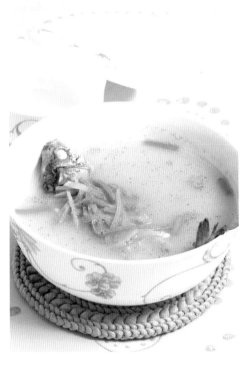

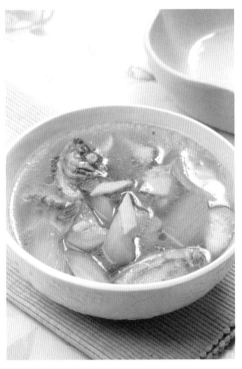

萝卜丝鲫鱼汤

材料： 白萝卜 200 克，鲫鱼 1 条，火腿 20 克。

调料： 盐、料酒、葱段、姜片各适量。

做法：

① 鲫鱼去鳞、鳃及内脏后洗净；白萝卜洗净，去皮，切丝，焯一下，捞出冲凉；火腿切丝。

② 锅内放油烧热，爆香葱段、姜片，放鲫鱼略煎，添热水，加白萝卜丝、火腿丝烧开，加盐、料酒即可。

鲫鱼丝瓜汤

材料： 鲫鱼 1 条，丝瓜 200 克。

调料： 盐、料酒、胡椒粉各 3 克，姜片 5 克。

做法：

① 鲫鱼收拾干净，切小块；丝瓜去皮，洗净，切块。

② 锅中加适量水，将丝瓜块、鲫鱼、姜片一起放入，倒入料酒，大火煮沸，待汤白时改用小火慢炖至鱼熟，加盐、胡椒粉调味即可。

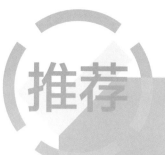

推荐 茄子

营养关键词： 维生素 E、膳食纤维、芦丁

推荐食量： 每日 80~100 克

营养含量

热量	23 千卡
碳水化合物	4.9 克
脂肪	0.2 克
蛋白质	1.1 克
膳食纤维	1.3 克
钾	142 毫克
维生素 E	1.13 毫克

每 100 克可食部含量

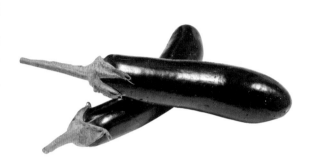

推荐理由

茄子可以为甲减孕妈妈补充多种维生素和矿物质，茄子含有的维生素 E 和膳食纤维有助于稳定血液中胆固醇水平；茄子中的芦丁能软化血管、增强血管弹性。

健康饮食指导

茄子尽量洗净后带皮食用，因为茄皮含有很多的营养素，而且去皮后易氧化，很容易发黑。

人群须知

脾胃虚寒、便溏者不宜多食。

食材搭配红绿灯

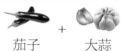

茄子 ＋ 大蒜 保护心血管

推荐食疗方

蒜泥茄子

材料： 圆茄子 300 克，大蒜 35 克。

调料： 盐 3 克，醋 8 克，香油适量。

做法：

① 圆茄子洗净，切厚片；大蒜去皮，切末。

② 将茄子片蒸 20 分钟，取出凉凉，放蒜末、盐、醋调匀，滴上香油即可。

完全不吃肉

禽畜肉、鱼肉都是很好的优质蛋白质来源，在人体利用率高。对于甲减的孕妈妈来说，因为小肠黏膜更新速度减慢，白蛋白浓度降低，更需要摄取充足的蛋白质来满足自身和胎宝宝的生长需要，所以甲减孕妈妈不能因为担心血脂异常一点肉都不吃。同时，猪牛羊肉也是补铁的良好食物来源，有助于防止甲减孕妈妈孕期贫血。只是选择肉类时，宜选瘦肉。

肉类好营养

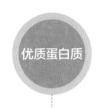

优质蛋白质

畜、禽、鱼中蛋白质含量高，在人体的吸收利用率高

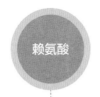

赖氨酸

猪肉、牛肉、羊肉富含赖氨酸，与谷类搭配食用，可以实现蛋白质互补

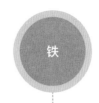

铁

主要以血红素铁的形式存在，在人体的消化利用率高，可以预防贫血

主食吃得少

主食是碳水化合物的主要来源，有的孕妈妈认为每天吃的蔬菜、肉、蛋已经很丰富了，主食吃不吃都可以。不吃主食或者主食吃得很少都不利于孕妈妈和胎宝宝健康。

孕妈妈缺乏碳水化合物就会出现全身无力、头晕、心悸、注意力不集中等症状，严重者会导致低血糖昏迷。孕妈妈体内的血糖含量低会影响胎宝宝的正常代谢，妨碍其生长发育。因此，孕妈妈必须重视碳水化合物食物的摄入，碳水化合物所供热量对维持神经系统的正常功能、增强耐力及节省蛋白质消耗是非常重要的。

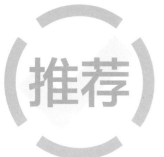

甲减孕妈妈生活调养

伸展四肢，改善身体倦怠和浮肿

甲减孕妈妈由于基础代谢率降低，很容易出现疲劳、嗜睡、注意力不集中、怕冷、心动过缓、精神倦怠等现象，甚至还会出现浮肿。平时应该做一些简单安全的伸展四肢的运动，以促进血液循环，改善症状。

1 平躺，右腿伸直，左腿屈膝，左臂向上伸出，右臂自然地放在身体右侧。

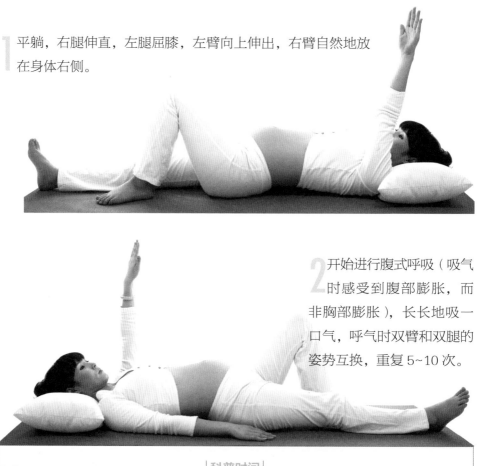

2 开始进行腹式呼吸（吸气时感受到腹部膨胀，而非胸部膨胀），长长地吸一口气，呼气时双臂和双腿的姿势互换，重复5~10次。

| 科普时间 |

1.每次锻炼要有5分钟的热身练习，运动终止也要慢慢来，逐渐放缓。
2.运动时最好选择木质地面或铺有地毯的地方，这样更安全。
3.如果感到不舒服、气短和劳累，就休息一下，等感觉好转后再继续运动。

适当做伸展瑜伽，促进血液循环

甲减孕妈妈因为身体代谢活动下降会畏寒怕冷，适当做瑜伽的伸展运动有助于促进全身血液循环，改善手脚发凉、四肢欠温的症状。

孕妈妈因肚子逐渐变大，腰背部因后倾而承受了更多的压力，易出现疲劳、酸痛等不适感，此套瑜伽动作可帮助孕妈妈减轻和改善这些不适感。

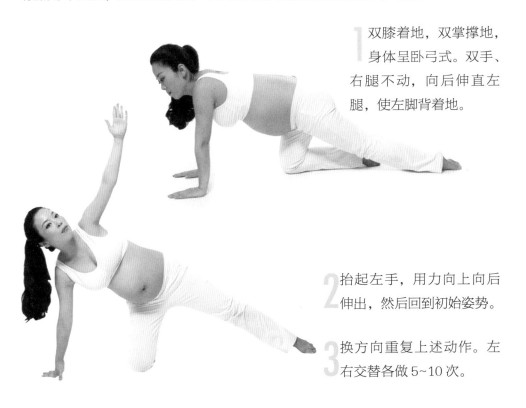

1 双膝着地，双掌撑地，身体呈卧弓式。双手、右腿不动，向后伸直左腿，使左脚背着地。

2 抬起左手，用力向上向后伸出，然后回到初始姿势。

3 换方向重复上述动作。左右交替各做 5~10 次。

忽视精神状态

精神不振、抑郁是甲减患者常见的临床表现，所以甲减孕妈妈不能忽视自己的精神状态，平时可以通过适量运动、发展兴趣爱好、有心事多倾诉等方法保持良好的情绪和心态。同时家人也要多注意观察甲减孕妈妈的精神状态，如果发现其精神萎靡或者有异常，应及时向医生反馈。

不推荐

甲减孕妈妈药物治疗

妊娠期甲减的用药指征：

TSH > 10mIU/L	临床甲减	用药治疗
TSH 4.5~10mIU/L	亚临床甲减	用药治疗
TSH 2.5~4.5mIU/L	亚临床甲减	是否用药根据实际情况而定

妊娠期甲减的治疗原则为：口服甲状腺制剂，使血清 TSH 和甲状腺激素水平恢复到正常。

用药选择：左甲状腺素片
必要检查：需要每 4~6 周测一次 TSH、FT$_4$

如果 TSH 在正常范围内，可保持口服药物剂量；如果数值出现波动，需根据医嘱增减剂量。

有研究显示，在妊娠 4~6 周时，甲状腺激素增加 30%~50%；妊娠 8 周时，平均增加 47%。

甲减孕妈妈不必谈"甲状腺激素"色变

很多女性自认为孕期应该避免服用一切药物，甚至患有甲减的孕妈妈对甲状腺激素产生排斥心理。其实，口服补充的甲状腺激素和体内的甲状腺激素是完全相同的，只要剂量合适，不会对身体造成任何损害，也不会给胎宝宝造成任何损伤。

口服补充的甲状腺激素会帮助甲减孕妈妈血液中的甲状腺激素水平恢复正常，只有这样才能消除甲减对妊娠的不利影响，获得健康妊娠的条件。随着孕周的增加，孕妈妈应在医生的指导下调整口服用药剂量，以补充体内甲状腺激素的不足。

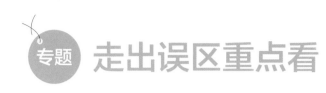

专题 走出误区重点看

1 孕妇患有甲状腺疾病能顺产吗？

是否能顺产需要根据孕妇的身体情况判定。如果甲状腺疾病控制良好，并且没有其他不利于顺产的因素，一般是可以顺产的。如果甲状腺疾病控制不好，伴有甲亢性心脏病或高血压等不利于顺产的因素，医生会权衡利弊，选择更合理的生产方式。

2 备孕和怀孕的女性如果想要进行甲状腺检查，应该去产科还是内分泌科？

如果是在孕前，可以在做孕前体检时跟医院说明情况，增加甲状腺检查项目。已经怀孕的女性要进行甲状腺筛查的话，应该跟产科医生说明情况，申请检查。如果孕妈妈情况复杂，产科医生也会联合内分泌科医生进行会诊和治疗。

3 甲减孕妇产后可以母乳喂养吗？

患有甲减的孕妇产后完全可以母乳喂养，不会对新生儿造成不利影响。因为治疗甲减时补充的甲状腺激素和身体中的甲状腺激素是完全一样的，只要补充的剂量合适，对身体完全没有毒副作用。

新生儿靠母乳中的碘自己合成甲状腺激素，而不是依赖母乳中的甲状腺激素维持生理功能，因此只要母亲饮食中的碘摄入充足，新生儿也不会发生甲减，所以甲减患者产后可以放心母乳喂养。

4 甲亢孕妇产后可以母乳喂养吗？

临床研究证明母乳喂养时，患有甲亢的产妇服用丙硫氧嘧啶 750 毫克 / 天或他巴唑 20 毫克 / 天以下，不会对新生儿的生长发育和智力发育产生不利影响，建议服药 2 小时后再哺乳。

5 甲亢患者意外怀孕，宝宝可以要吗？

甲亢患者意外怀孕，是继续妊娠还是终止，要视其甲亢严重程度而定，因为病情越严重，用药剂量越大，对胎宝宝影响越大。

如果甲亢患者年龄不大，在病情没得到控制时，为了避免孕早期和甲亢共同作用，出现严重恶心、呕吐等现象，可待甲亢病情稳定或治愈后再考虑妊娠；有心血管系统并发症的甲亢患者，一旦意外妊娠，应尽快到医院检查，以确定能否继续妊娠；如果甲亢患者属于高龄孕妈妈，希望继续妊娠，应在医生的指导下服用抗甲状腺药物，并动态观察，尽量避免或减少对胎宝宝的不利影响。

6 甲亢妈妈生的宝宝也会患甲亢吗？

甲亢不是单基因遗传病，并不是绝对遗传的，一般来说，新生儿发生甲亢的概率是比较低的，约为1%。

新生儿出生时，可留脐带血检查甲状腺功能及相关抗体，新生儿甲亢多发生在产后数日或一周内，患儿可表现为甲状腺肿大，双眼球突出或睁大，皮肤体温高，爱哭闹，食量大，大便次数多，体重不增。另外，也会有出生一个月的宝宝出现迟发性甲亢的情况。因此，甲亢妈妈的宝宝出生后，应该持续关注宝宝的甲状腺功能及相关抗体。

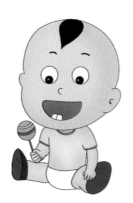

7 甲减妈妈生的宝宝会患甲减吗？

甲减孕妈妈生的宝宝患甲减概率非常低，可以说新生儿甲减和孕妈妈甲减没有关系，除非是因为孕妈妈本身碘摄入不足或者服用了过量的抗甲状腺药物，如他巴唑和丙硫氧嘧啶。

连小兰甲状腺养护饮食升级版

防癌抗癌，
甲状腺肿瘤的调养

甲状腺癌诊断

认识甲状腺癌

甲状腺癌是内分泌系统中最常见的恶性肿瘤，主要分为分化型和未分化型，前者又包括乳头状癌、滤泡状癌。按病理类型可分为乳头状癌、滤泡状癌、髓柱癌和未分化癌。不同类型的癌，发展过程和转移途径相差很大，有着截然不同的临床表现。

甲状腺乳头状癌

最常见，40 岁以下人群多见，多发于年轻女性。

甲状腺滤泡状癌

发生年龄略大，多见于 50 岁以上女性。

甲状腺髓样癌

可发生于任何年龄，男女发病率相近，恶性程度介于甲状腺滤泡癌和甲状腺未分化癌之间。

甲状腺未分化癌

甲状腺癌中恶性程度最大的一种，多发于 50 岁以上女性。发展快，转移迅速。

甲状腺癌的发展过程

甲状腺癌的治愈率较其他癌症高一些，所以最好是早发现、早治疗，如果发生了淋巴转移，或转移到肺、骨骼等，就会降低治愈率。因此，对于甲状腺癌是如何一步步发展的要有充分的认知，防患于未然。

1　甲状腺癌发病初始是以甲状腺结节为主要表现，与良性甲状腺瘤相似，难以分辨。

2　肿块（结节）变得非常硬实，此时要尽早就医诊断。

3　肿块迅速变大，继续变硬，无痛感，手触检查时能感觉到肿块活动受到限制。

4　继续发展会出现压迫性症状，如呼吸困难、吞咽障碍，如果肿瘤侵犯了喉返神经，还会引起声音嘶哑。

5　可能会发生转移，此时治疗比较棘手。

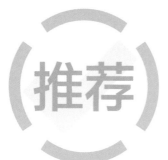

饮食调养

均衡饮食，充分摄入植物化学物

天然的植物化学物有助于提高身体的免疫力，起到防癌抗癌的作用。植物化学物存在于五谷、蔬果、坚果等，尤其是种子和皮中居多。许多研究证实，植物性食物中化学成分具有多重防癌抗癌作用。

活化免疫细胞

植物多糖能增加杀伤细胞的能力，防止外来异物的攻击，有助于防癌抗癌。植物多糖的来源：香菇、金针菇、木耳、银耳、山药、薏米、南瓜等。

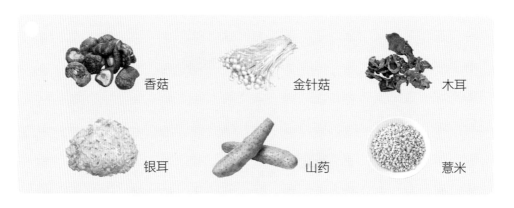

香菇　　　金针菇　　　木耳

银耳　　　山药　　　薏米

加速癌细胞凋亡

多食有助于加速癌细胞凋亡的植物化学物的食物，如含有大豆皂苷的黄豆、含有植物固醇的燕麦、含有叶绿素的芦笋等。

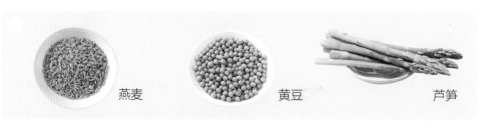

燕麦　　　黄豆　　　芦笋

远离自由基侵害

多吃些避免自由基侵害的食物，如富含维生素 C、维生素 E 的蔬菜、水果、坚果等；含单宁酸的各种莓类，如蓝莓、草莓等；含多酚的葡萄等。

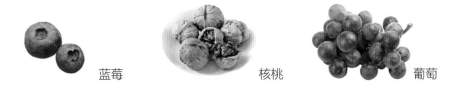

蓝莓　　　　　　　　　核桃　　　　　　　　　葡萄

抑制癌细胞的生长

多食富含类胡萝卜素和番茄红素的食物，如胡萝卜、红薯、番茄、木瓜、西瓜等。

多吃富含维生素 C 的蔬果，如木瓜、青甜椒、草莓、橙子、南瓜、猕猴桃、豌豆等。

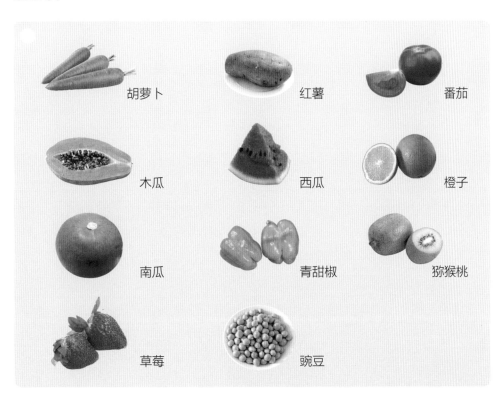

胡萝卜　　　　　　　　红薯　　　　　　　　　番茄

木瓜　　　　　　　　　西瓜　　　　　　　　　橙子

南瓜　　　　　　　　　青甜椒　　　　　　　　猕猴桃

草莓　　　　　　　　　豌豆

膳食纤维有利于防癌抗癌

膳食纤维不但可降低血脂水平、平稳血糖，还有利于防癌抗癌。富含膳食纤维的食物有：竹笋、南瓜、西蓝花、柑橘、苹果、白菜、木耳、魔芋、燕麦、玉米等。

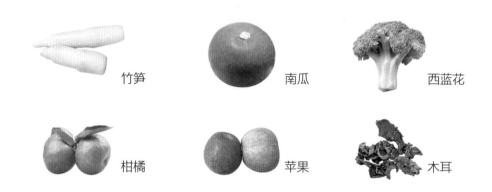

竹笋　　　　　　　南瓜　　　　　　　西蓝花

柑橘　　　　　　　苹果　　　　　　　木耳

多食滋味清淡的食物

放疗后，如果出现口干、咽燥、味觉丧失等症状，是因为放射线损伤了唾液腺及黏膜引起的，这时应多食滋味清淡的食物，如粥、汤等。

连皮带子一起吃

蔬果的皮、子富含膳食纤维、维生素、植物化学物、矿物质等，所以连皮带子一起吃，可以为身体提供最大的营养，为抵抗癌细胞提供物质基础。如葡萄皮中的白藜芦醇就是一种抗癌物质，葡萄子中的花青素具有抗氧化的作用。所以建议大家把整粒葡萄用果汁机搅打，这样皮和子的营养就全吃到了。

粗粮胚芽抗癌效果佳

胚芽是粗粮中营养价值最高的部分，含有 B 族维生素、钾、锌、硒等多种有益成分。粗粮可以用豆浆机做成米糊，既能更好地保留胚芽营养，还更容易被身体消化吸收，调节身体免疫力，有利于更好地对抗癌症。

选对食材，吃出最佳抗癌力

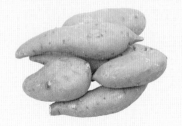

红薯

膳食纤维可减少致癌物质的堆积

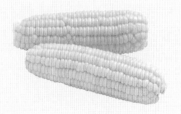

玉米

玉米黄素可抗癌

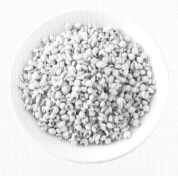

薏米

植物多糖可调节人体免疫力

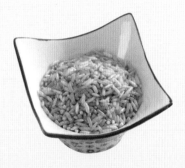

糙米

谷固醇可阻止细胞癌变

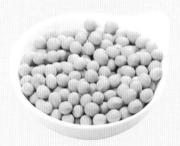

黄豆

大豆异黄酮可抑制癌细胞增殖

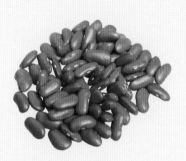

刀豆

刀豆酸可促使癌细胞凋亡

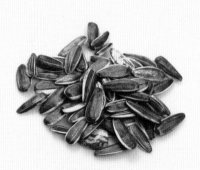

葵花子

微量元素硒有防癌作用

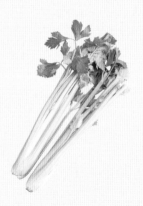

芹菜

芹菜素可减少致癌物生成

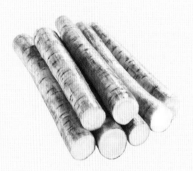

牛蒡

所含多酚有抗癌作用

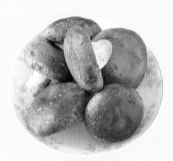

香菇

香菇多糖能抗癌

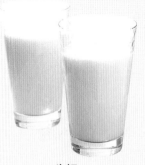

牛奶

钙可强化骨骼、调节免疫

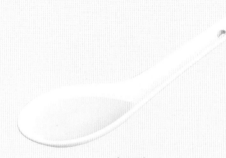

大豆油

维生素 E 能抗氧化

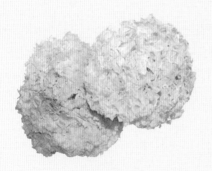

银耳

银耳多糖能调节身体免疫力，间接抑制癌细胞生长、扩散

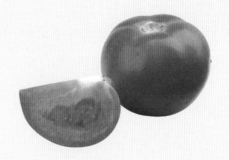

番茄

番茄红素可阻断细胞癌变

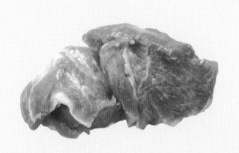

瘦肉

富含的铁有助于提高机体免疫力

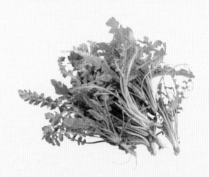

荠菜

硫化物有抑菌消炎的作用

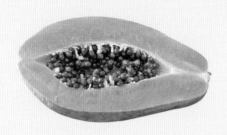

木瓜

维生素C可抑制癌细胞

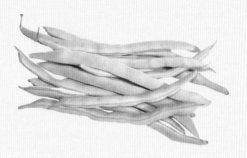

扁豆

膳食纤维有抑癌的作用

(不推荐) 轻信抗癌 "保健品"

世界癌症研究基金会提出：预防癌症不能依靠保健品，没有证据显示保健品中的营养素比含有天然营养素的食物更好，只有天然的食物才能真正发挥"协同作用"，让身体完全吸收其中的有效抗癌成分。因此，不要盲目轻信宣传的抗癌保健品，而忽略食物养生的功效。

嗜甜食

糖是日常生活的必需品，不可不用，但也不能滥用，尤其不能过量，因为癌细胞对糖有特殊的喜好。当吃糖过多时，就会导致细胞内维生素 C 缺乏，而免疫细胞在正常工作时需要大量的维生素 C，所以即使是吃少量的糖，也能抑制免疫系统，降低抗击癌症的能力。

不良饮食结构

癌症患者承受着身体、心理的双重折磨，因此需要摒弃不良的饮食结构，帮助患者战胜癌症。

> **忌常食烧烤**
> 炭火烧烤的食物中大多含有苯并芘等多种致癌物质，常食容易增加胃癌、肠癌的患病概率。

> **忌常吃腌菜**
> 腌制的咸菜或酸菜中含有亚硝胺等致癌物，经常食用容易增加患胃癌和食管癌的概率。

> **忌常食煎炸食物**
> 煎炸食物时，油温一般比较高，会产生丙烯酰胺等致癌物质，常食很容易诱发癌症。

> **忌常食香肠等肉类加工食品**
> 火腿、香肠在制作过程中会加入大量盐，也会产生亚硝酸盐物质，不宜食用太多、太勤。

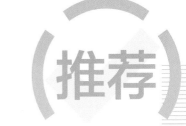
生活调养

保持积极向上的心态

一旦被确诊为癌症，患者的心情一定十分沉重。在这个残酷的现实面前，很多人都会茫然无措。其实，这时患者应该尽快恢复镇定和自信，保持对美好生活的向往。只有在精神上不被癌症打倒，心理上保持平静，才能积极地对抗癌症。患者的自信，加上正确的治疗方案，以及医生和家人的积极支持，会大大增强治疗效果。

保持健康的生活方式

癌症患者承受着身体、心理的双重折磨，如果建立健康的生活方式、良好的饮食习惯，将有利于帮助患者战胜癌症。

每天做到"5个按时"

按时起床，按时睡觉，按时进餐，按时活动，遵医嘱按时吃药。这样可以更好地调节身体功能，有利于抗癌。

坚持适度的体育锻炼

患者可以根据身体情况，选择一两种自己喜欢的运动，但运动强度要适度，避免过度劳累。

远离人群密集的地方

患者身体抵抗力弱，尽量避免去人群密集的地方，如商场、电影院等，因为这些地方空气污染严重，容易交叉感染而致病，加重病情。

药物治疗

建议所有甲状腺癌一经确诊均采取手术切除，这样不仅能清除原发病灶，还可以准确判断癌症的组织类型和分期、淋巴结转移情况等，对未来预后有积极的意义。甲状腺手术通常分两类：甲状腺全或近全切除术，伴或不伴淋巴结清扫；甲状腺腺叶切除。目前多采取前一种手术方式。

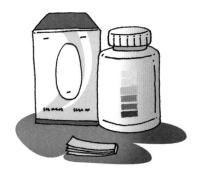

术后 TSH 抑制治疗

甲状腺癌手术后都需要应用甲状腺激素治疗。因为甲状腺被切除后，甲状腺激素水平会明显下降，应用甲状腺激素治疗不仅可补充体内缺乏的甲状腺激素，还可抑制垂体 TSH 的分泌，从而对甲状腺组织的增生起到抑制作用。

术后放射碘 131 治疗

术后放射碘 131 治疗可以去除术后残余的异常甲状腺组织，摧毁难以探测的微观甲状腺癌，减少局部复发和转移的概率。

肿瘤小于 1 厘米且肿瘤位于甲状腺内		术后不需要进行放射碘 131 治疗
肿瘤在 1~4 厘米且有高危因素，如恶性超声征象、较大肿瘤、术前甲状腺外生长等		可选择性进行放射碘 131 治疗
有远处转移、肿瘤明显侵犯甲状腺外周组织或肿瘤大于 4 厘米		术后需要进行放射碘 131 治疗